抗アミロイドβ抗体薬治療を見据えた アルツハイマー病診療

―実臨床からみたレカネマブ・ドナネマブ治療の実際―

著者 川畑信也

八千代病院／愛知県認知症疾患医療センター長

南山堂

はじめに

　抗認知症薬としてわが国で初めてドネペジルが1999年に実臨床での使用が開始されたとき，私たち認知症診療に携わる医師を含めた医療関係者はこれでアルツハイマー病の進行を抑制できるのではないかとの多大な希望を抱いたのではないでしょうか．その後，抗認知症薬としてさらに3剤が上市されてきたのですが，これらの抗認知症薬を処方するなかで認知症の進行を抑制できていると実感できた患者さんがどれだけ存在したといえるのでしょうか．これらの症状改善薬といわれる4剤に対する期待感の縮小に伴って，より強力な認知症症状の進行抑制効果を期待できる薬剤の登場が渇望されてきたわけです．その期待のなかで2023年12月に疾患修飾薬のひとつである抗アミロイドβ抗体薬に属するレカネマブが発売されました．本書は，認知症治療の新たな扉を開く役割を担うレカネマブ治療を見据えた認知症診療をテーマに書籍化しようと意図して書き始めたのですが，2024年9月に同種薬効を期待できるドナネマブが製造承認されたことを受けて，ドナネマブに関する内容も追加することになった経緯があります．本書の構成として，レカネマブとドナネマブの作用機序をはじめとする薬剤の知識と具体的な使用手順，抗アミロイドβ抗体薬治療を見据えたアルツハイマー病診療の道筋，特に軽度アルツハイマー病患者さんをどのように掬い上げていくのかの手順，さらにアミロイドPET検査の役割，抗アミロイドβ抗体薬治療を標的とする事例検討などから構成されています．本書の基本的なスタンスは，実臨床でアルツハイマー病患者さんの治療に関わる臨床医がどのように軽度アルツハイマー病を診断したうえで抗アミロイドβ抗体薬を使用していったらよいのか，困ったときにどう対応したらよいのか，抗アミロイドβ抗体薬を有効に使用するためにどう考えたらよいのかなど臨床医の視点での考えかたを提案したものです．本書が実臨床で治療を含めた認知症診療に携わる先生がたのお役に立てることができれば著者の望外の喜びとするところです．

　2025年1月

川畑信也

目 次

第1章　臨床医が知っておくべき抗アミロイドβ抗体薬の知識

1. レカネマブの作用機序 ··········· 2
2. レカネマブ開発時の臨床試験の概要 ··········· 2
3. 抗アミロイドβ抗体薬とアミロイド関連画像異常（ARIA） ··········· 4
4. Clarity-AD試験でみられた注意すべき副作用 ··········· 8
5. Clarity-AD試験におけるARIA ··········· 9
6. レカネマブ投与に際しての禁忌事項と注意点 ··········· 11
7. ドナネマブ臨床試験の概要 ··········· 15
8. ドナネマブ臨床試験におけるARIAの発現頻度 ··········· 18

第2章　実臨床から考えるアルツハイマー病診断への道筋

1. 詳細な病歴聴取の必要性 ··········· 22
2. 問診・診察をどう進めていくか ··········· 25
3. 神経心理検査（認知機能検査） ··········· 28
4. 脳画像検査を診断にどのように利用するか ··········· 31
5. アルツハイマー病の臨床診断への道筋―結論 ··········· 35
事例 1　病歴と問診・診察，神経心理検査で典型的なアルツハイマー病の病像を示す
70代後半，女性 ··········· 35
事例 2　独居で生活障害が目立ってきた70代後半，女性 ··········· 35
6. 治療の視点から ··········· 36

第3章　アミロイドPET検査をどのような患者に利用したらよいか

1. アミロイドPETイメージング剤の適正使用ガイドラインの考え ··········· 38
2. アミロイドPET検査でアミロイドβ病理の有無を判断する目安 ··········· 39
3. 抗アミロイドβ抗体薬治療におけるアミロイドPET検査の利用のしかた ··········· 40
4. 実臨床からみたアミロイドPET検査を実施する事例 ··········· 41
事例 3　若年発症であり診断に慎重さが求められる50代前半，女性 ··········· 41
事例 4　病歴ではアルツハイマー病を疑うが神経心理検査は良好で生活障害が
目立たない70代前半，女性 ··········· 44

| 事例 5 | 妄想を主体としアルツハイマー病なのか老年期精神障害なのかの鑑別が |
| 求められる70代後半，女性 | 46 |

事例 5 妄想を主体としアルツハイマー病なのか老年期精神障害なのかの鑑別が
求められる70代後半，女性 46

事例 6 妄想が活発な70代後半，女性 48

事例 7 意味性認知症の可能性を考えるがアルツハイマー病も否定できない
60代後半，女性 50

事例 8 レビー小体型認知症の臨床診断基準を満たすがアルツハイマー病の併存を
否定したい70代前半，女性 52

事例 9 初診時軽度アルツハイマー病と診断したが4年間認知症症状の進行・
悪化がみられない60代前半，女性 54

事例 10 双極性障害と診断され経過中に認知症を疑う症状が出現してきた60代前半，女性 58

事例 11 うつと診断され向精神薬が処方されている70代前半，女性 60

事例 12 免許更新時の認知機能検査で認知症のおそれがあると判定された70代後半，女性 62

第4章　実臨床でアルツハイマー病による軽度認知障害および軽度認知症をどう診断していくか

1. アルツハイマー病による軽度認知障害あるいは軽度認知症の定義 66
2. 認知症が軽度の段階で受診してくる患者の割合 66
3. 医療機関を受診してくるまでの期間と認知機能 67
4. 家族が気づいた症状によって軽度アルツハイマー病を診断することは可能か 69
5. 独居あるいは家族との同居によって初診時の重症度に違いがあるのか 70
6. 神経心理検査の総得点で軽度アルツハイマー病を診断できるか 71
7. 軽度アルツハイマー病におけるMMSE下位項目の解析 72
8. 軽度アルツハイマー病にみられる行動・心理症状BPSD 75
9. 日常生活障害から軽度アルツハイマー病を診断するコツ 76
10. CDRの視点から軽度認知障害あるいは軽度認知症を考える 79
11. 軽度アルツハイマー病を診断するために脳画像検査をどのように使い分けるか 80

事例 13 アルツハイマー病がやや高度に進展している60代前半，女性 80

事例 14 職場で仕事の遂行ができなくなってきた60代前半，男性 82

事例 15 認知機能障害が軽度なのでアルツハイマー病の診断を下すことに対して
躊躇する70代後半，女性 84

第5章　レカネマブを使用するための実用的手順と注意点

1. 最適使用推進ガイドラインに合致した患者を選択する 88

2. アミロイドβ病理の存在を確認する ……………………………… 88

3. レカネマブ治療の開始を避けたほうがよい病態……………………… 89

4. レカネマブ治療を開始する前に患者や家族に説明すべき内容 ……… 90

5. 院内・関連部署との連携の構築 ………………………………… 92

6. レカネマブ投与時における実際の対応 …………………………… 93

7. MRI 検査をどのように進めるか ………………………………… 94

事例16 軽度アルツハイマー病でレカネマブ治療を希望するがMRIで微小出血が
　　　 5個みられる80代前半，女性 ……………………………… 94

8. 注入に伴う反応 infusion reaction 出現時の対策と予防 …………… 96

9. 薬剤調整ならびに投与時の注意点と問題点 ……………………… 101

10. レカネマブ治療中に患者や家族が注意すべきことを伝える ………… 102

11. 実臨床からみたレカネマブの臨床効果 …………………………… 103

第6章　ドナネマブを使用するための実用的手順と注意点

1. 最適使用推進ガイドラインに合致した患者を選択する ……………… 106

2. ドナネマブの使用手順 …………………………………………… 107

3. レカネマブとドナネマブに使い分けがあるのか …………………… 109

第7章　事例から考えるレカネマブ（レケンビ®）治療の実際

事例17 臨床像から軽度アルツハイマー病と診断するも3年後にアミロイド陰性と
　　　 判明した70代後半，女性 …………………………………… 116

事例18 記憶障害を含む認知機能障害からアルツハイマー病を疑いアミロイド陽性と
　　　 判明した70代後半，女性 …………………………………… 118

事例19 もの忘れはみられるがMMSEで28点を獲得できた70代後半，女性 … 119

事例20 神経心理検査の結果は良好で生活障害が目立たない70代前半，女性 … 121

事例21 アルツハイマー病と診断後4年以上にわたって認知症症状が進行・
　　　 悪化しない初診時50代後半，女性 ……………………………… 122

事例22 記憶の低下はみられるが加齢に伴うもの忘れなのか軽度認知障害なのかの
　　　 鑑別をしたい70代前半，女性 ………………………………… 124

事例23 夫がアルツハイマー病であると主張しレケンビ®治療を強く求めている
　　　 70代前半，女性 ……………………………………………… 126

| 事例24 | 脳SPECT検査でレビー小体型認知症を疑うがアミロイド陽性と判明した 60代前半，女性 | 128 |

事例24 脳SPECT検査でレビー小体型認知症を疑うがアミロイド陽性と判明した
60代前半，女性 ··128

事例25 夫に対する妄想が主体になっている70代前半，女性 ·················130

事例26 交通違反による臨時認知機能検査で認知症のおそれがあると判定された
70代後半，男性 ··132

第8章 実臨床から考えるレカネマブ（レケンビ®）治療Q&A

Q レケンビ®治療の対象とする患者をどう集めたらよいか ·····························136

Q レケンビ®治療を開始すべき適切な年齢は存在するのか ·····························136

Q レケンビ®の効果を患者や家族に理解し納得してもらう説明をどうしたらよいか ·····137

Q レケンビ®治療を開始する際の認知機能検査はどのような手順で行うか ·············137

Q アミロイドPET検査と脳脊髄液バイオマーカー検査の選択基準はあるのか ·········138

Q レケンビ®治療の日程をどのように設定すればよいか ·······························138

Q レケンビ®治療後の待機時間をどう考えたらよいか ································139

Q MMSEならびにCDR実施日から1か月以内にレケンビ®治療を開始すると
記載されているが，1か月を超えると治療はできないのか ·····················139

Q 注入に伴う反応 infusion reaction は，いつ，どのような状態で出現するのか ·······139

Q 注入に伴う反応 infusion reaction が出現したときにはどのように対応したらよいか ···140

Q レケンビ®治療を受ける患者が増加するのに伴ってその治療スケジュールをどのように
管理したらよいか ···140

Q レケンビ®投与予定日に急病などの理由で投与をできなかったとき，
どうしたらよいか ···140

Q 抗血小板薬（アスピリンなど）を服薬している患者がレケンビ®治療を希望しているが
治療を開始してよいか ···142

Q レケンビ®の治療効果をどのように判定したらよいか ·······························142

Q レケンビ®治療の効果判定のためにどのような神経心理検査を利用したらよいか ·····142

Q なんらかの原因でレケンビ®治療を中止した後に再開する場合の手順を教えてほしい ···143

Q ARIAの臨床症状を教えてください ··143

Q レケンビ®初回投与6か月以降は他医療機関に紹介をしてよいとされるが，
具体的にはどうしたらよいか ··143

Q 透析患者にレケンビ®治療を実施することはできるのか ·····························144

Q レケンビ®治療と症状改善薬の併用は可能か ···144

Q レケンビ®治療中に脳血管障害を発症した場合の対応はどうしたらよいか ·············144

索 引 ··146

第1章

臨床医が知っておくべき
抗アミロイドβ抗体薬の知識

　抗認知症薬は，症状改善薬と疾患修飾薬（抗アミロイドβ抗体薬など）に大別される．前者としては，1999年にドネペジル，2011年にメマンチンとガランタミン，リバスチグミンが上市され実臨床で使用可能になっている．しかし，これら薬剤の薬効を実感できた医師は少ないのではないだろうか．そこで認知症の進行をより強力に抑制できる抗認知症薬の登場が期待されてきたのであるが，2023年12月20日にレカネマブ（レケンビ®）が抗アミロイドβ抗体薬としてわが国で初めて上市された．さらに同様の薬効が期待されるドナネマブ（ケサンラ®）が2024年11月26日に発売され，臨床の現場で使用が可能になってきた．今後は，抗アミロイドβ抗体薬としてこの両剤をどのように使用していくのかが課題になる．本章では，新たに登場した抗アミロイドβ抗体薬であるレカネマブならびにドナネマブについて臨床医が知っておくべき事柄を解説する．

1. レカネマブの作用機序

　アルツハイマー病は，脳にアミロイドβとタウが沈着することで神経細胞の壊死が生じ認知機能の低下が生じるとされる．アミロイドβは，アミロイド前駆体タンパク（APP）からβならびにγセクレターゼによって切り出され，その後にアミロイドβが重合していき，神経毒性が強い凝集体が形成され，アミロイド斑（老人斑）となってアルツハイマー病が発症するとの仮説が有力視されている．この凝集体のなかでアミロイドβプロトフィブリルが神経毒性が強いのではないかといわれており，レカネマブは，このアミロイドβプロトフィブリルに選択的に結合し，脳脊髄液中への排泄を介して脳内アミロイドβプロトフィブリルおよびアミロイド斑を減少させることで認知症の進行抑制効果を発揮するヒト化抗ヒト可溶性アミロイドβ凝集体免疫グロブリンG1（IgG1）モノクローナル抗体製剤である．また，ミクログリア細胞による食作用を活性化させることで脳内アミロイドβの減少を促進する作用も想定されている．

2. レカネマブ開発時の臨床試験の概要

　レカネマブの承認時評価資料としての主な臨床試験は，国際共同第II相201試験[1]と国際共同第III相301試験[2]（無作為化二重盲検並行群間比較試験，以下，Clarity-AD試験）がある．ここではClarity-AD試験の概要について臨床医が知っておきたい事項に限定して解説する．

① 選択基準に合致したアルツハイマー病による軽度認知障害と軽度認知症1,795名（うち日本人152名）をレカネマブ群898名，プラセボ群897名に振り分け，18か月間の投与を実施したものである．統計的評価に利用されたのはレカネマブ群859名（平均年齢71.4±7.9歳），プラセボ群875名（平均年齢71.0±7.8歳）であり，レカネマブ群では729名（81.2％），プラセボ群では757名（84.4％）が予定期間を終了している．対象年齢は50〜90歳である．用量・用法は，レカネマブ10mg/kgまたはプラセボを2週間に1回静脈内投与とされている．**表1**に対象の主な選択基準を示した．

② 主要評価項目として，投与18か月後におけるCDR-SB（clinical dementia rating-sum of boxes）のベースラインからの変化量をみており，レカネマブ群1.21，プラセボ群1.66であり，その変化量の差は−0.45となりレカネマブ群で有意に悪化が抑制される結果となっている．悪化抑制率は両群間の差0.45をプラセボ群の変化量1.66で除したものであり27.1％と算出されている（**図1**）．

表1　国際共同第Ⅲ相301試験（Clarity-AD試験）における対象の主な選択基準

- NIA-AA基準によるアルツハイマー病による軽度認知障害またはアルツハイマー病の中核となる臨床基準を満たし，かつ以下を満たす50〜90歳の早期アルツハイマー病患者
- Clinical Dementia Rating（CDR）全般スコアが0.5〜1，記憶スコアが0.5以上
- WMS-Ⅳ LMⅡの点数が年齢調整平均値を少なくとも1標準偏差下回る（50〜64歳：15以下，65〜69歳：12以下，70〜74歳：11以下，75〜79歳：9以下，80〜90歳：7以下）
- エピソード記憶障害が客観的に示される
- MMSE総得点が22〜30点
- アミロイドPET検査による脳内へのPET薬剤の取込みまたはCSF中t-tau/アミロイドβ（1-42）比のいずれかによりアミロイドβ病理を示唆する所見が確認されている
- Geriatric depression scale（GDS）スコアが8未満
- 脳MRI検査で以下に示すような臨床的意義のある所見が認められていない
  5か所以上の微小出血（最大径10mm以下）
  最大径10mm超の脳出血
  脳表ヘモジデリン沈着症

（van Dyck CH, et al: Lecanemab in Early Alzheimer's Disease. N Engl J Med, 388（1）：9-21, 2023より著者が抽出し作成）

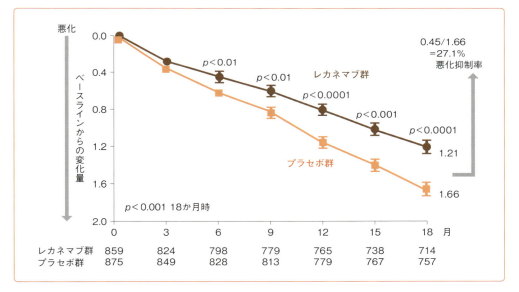

図1　レカネカブ：CDR-SBのベースラインからの変化量
（van Dyck CH, et al: Lecanemab in Early Alzheimer's Disease. N Engl J Med, 388（1）：9-21, 2023 p.14のA CDR-SB Scoreを著者が一部改変し作成）

③698名がアミロイドPET検査の経時的検討に参加しており，センチロイドスケールを用いたアミロイドPET検査における脳内アミロイドβ蓄積量のベースラインからの変化は，レカネマブ群で–55.48，プラセボ群で3.64であり，その差は–59.12となりレカネマブ群で脳内アミロイドβ蓄積量の有意な減少が認められている（図2）．

④18か月間投与によるCDRスコアが0.5以上悪化についての検討では，レカネマブ群のプラセボ群に対するハザード比は0.69であり，レカネマブの投与により病態進行リスクが31％減少している．

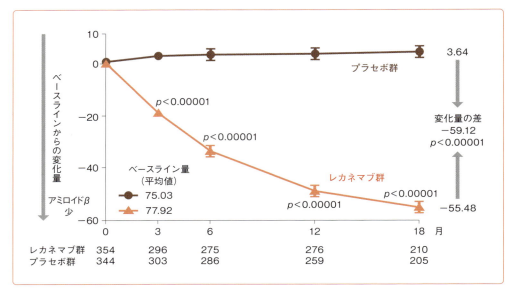

図2　レカネマブ：脳内アミロイドβ蓄積量のベースラインからの変化量
アミロイドPETセンチロイドスケールを用いた検討
（van Dyck CH, et al: Lecanemab in Early Alzheimer's Disease. N Engl J Med, 388 (1) : 9-21, 2023 p.14の
B Amyloid Burden on PETを著者が一部改変し作成）

⑤ 軽度認知障害（MCI）患者における日常生活動作の経時的変化を評価するADCS MCI-ADL（Alzheimer's disease cooperative study-activity of daily living scale for mild cognitive impairment；18項目に及ぶ最近1か月間の日常生活動作の変化を家族らに質問することで評価する検査，0から53点の総合スコアで評価を行う）ならびにMCIにおける臨床症状の進行と治療効果を鋭敏に反映するとされるADCOMS（Alzheimer's disease composite score），アルツハイマー病における認知機能尺度であるADAS-Cog14（Alzheimer's disease assessment scale-cognitive subscale with 14 tasks）いずれにおいてもレカネマブ群で有意な悪化抑制が観察されている．

⑥ レカネマブ群において主要な有害事象とされるARIAは，ARIA-Eが12.6％，ARIA-Hが17.3％に発現していた．ARIA-Eの多くは投与3か月以内に発現しているがほとんどは軽度かつ無症候性であり，発現から4か月以内にMRI上でARIA-Eは消失していた（ARIAの詳細は次項参照）．

3. 抗アミロイドβ抗体薬とアミロイド関連画像異常（ARIA）

抗アミロイドβ抗体薬であるレカネマブあるいはドナネマブ治療における最も注意すべき有害事象は，MRI上でみられるアミロイド関連画像異常（amyloid-related imaging abnormalities：ARIA）と呼ばれる病態である．ARIAは，ARIA-EとARIA-Hに大別され，ARIA-Eは脳実質にみられる血管原性浮腫と脳溝で観察される滲出液貯留が主体であり，ARIA-Hは脳実質にみられる微小出血と脳表で観察されるヘモジデリン沈着（脳表ヘモジデリン沈着症）が主体になる．ARIAの発現機序は，いまだ厳密には解明されていないが，抗アミロイドβ抗体薬の投与によって脳血管のアミロイドβ沈着が軽減されるとともに血管の免疫作用が働くことで血管透過性が亢進するとされる．その結果，タンパク液が血管外に漏出することでARIA-Eが，血球成分が漏出するとARIA-Hが発現すると推測されている[3,4]．

　ARIAに関する35編の原著などを検討したCogswellらの総説[5]やHampelの論説[6]などを基にARIAの一般的な特徴を以下にまとめる．

① ARIAは，バピネズマブの第2相反復投与用量漸増試験[7]にて初めて報告された．試験参加者124名中12名9.7％にARIA-Eの発現が観察され，6名は無症候性で経過し，症候性では頭痛と錯乱，嘔吐，歩行障害がみられた．12名中10名は*APOEε4*キャリアと判明し，キャリアでは13.5％（10名/74名），非キャリアでは4.3％（2名/47名）にARIAが発現していた．この試験では，初回ARIA-Eの発現時点で6名は薬剤の投与が中止され，残りの6名は，低用量から再開され漸増しつつ当初予定用量の50％まで増量したがARIA-Eの再発はみられていなかった．ただし，抗アミロイドβ抗体薬治療を受けていないアルツハイマー病でもARIA-Eが0.1％未満から0.8％で，ARIA-Hは9.2％から33％の範囲で発現することが報告されている[8,9]．ARIA-Eは，後頭葉に最も生じやすく，次いで頭頂葉，前頭葉，側頭葉の順で観察され，小脳は頻度的に少ないとされている[7]．

② アルツハイマー病治療薬の臨床試験では，ARIA-Eは0.9％から40.6％，ARIA-Hは0.5％から28.4％の頻度でその発現をみている．この差異は，部分的には薬剤の作用部位の違いに由来している．アミロイドβのN末端を標的とする薬剤，たとえばアデュカヌマブやバピネズマブ，ドナネマブでは，*APOEε4*キャリアにおけるARIA-Eの発現率は55％前後と高い．一方，アミロイドβの中間ドメインやC末端を標的とする薬剤，たとえばソラネズマブやポネズマブではARIAの発現率はより低いとされる．また作用部位への親和性の違いも関与するとされる．

③ ARIAの主な危険因子は，抗アミロイドβ抗体療法への曝露（特に高用量）と治療開始前の微小出血の存在，*APOEε4*キャリアの3つである．特に*APOEε4*キャリアは，非キャリアに比してARIA発現の危険性がより高い．さらに*APOEε4*ホモ接合型キャリアを持つ場合にはとりわけその危険性が高いとされる．また，薬剤投与開始時のアミロイドβ蓄積量が少ない患者ではARIA発現のリスクは低いとされる．

④ ARIA-Eの発現は，薬剤の用量依存性に増加していくようである．たとえば，レカネマ

ブ第2相試験では，2.5mg/kgの2週毎投与群1.9％，5.0mg/kgの1か月毎投与群2.0％，2週毎投与群3.3％に比して10mg/kgの2週毎投与群では9.9％に，1か月毎投与群では9.9％にARIA-Eが発現している．

⑤ ARIA-Hに関しては薬剤の用量依存性は観察されないようである．ARIA-Eが存在しない場合，ARIA-Hの発現頻度は実薬群とプラセボ群で同程度なので，ARIA-Hは，アルツハイマー病の自然経過に伴って発現してくる病態かもしれない．一方，ARIA-Eの存在がARIA-Hの強力な危険因子になる可能性が想定されている．逆に投薬開始時に観察される微小出血の存在がARIA-E発現の危険因子になることがバピネズマブやアデュカヌマブの投与によって明らかになっている．

⑥ ARIAの臨床経過としては，多くは無症候性であり定期的なMRI検査によってその存在が明らかになっている．ARIAのほとんどは治療開始の早期に発現し時間的な経過とともにその発現リスクは減少する．

⑦ MRIで確認されたARIA-Eは，視覚的に重症度判定をしなければならない．アデュカヌマブ第3相試験[10]では，軽度：大きさが5cm未満で単発，中等度：5-10cmで単発あるいは10cm未満で多発，重度：10cmを超えて単発あるいは多発，が判断基準とされた．ARIA-Hの重症度として，軽度：投与開始後に発現した4個以下の微小出血，1か所の脳表ヘモジデリン沈着，中等度：新規に発現した5から9個の微小出血，2か所の脳表ヘモジデリン沈着，重度：新規に発現した10個以上の微小出血，3か所以上の脳表ヘモジデリン沈着が判断基準として利用されている．これらの判断基準は，レカネマブ治療におけるARIAの重症度判定でも踏襲されている（表2）．

⑧ MRIの撮像法としてARIA-Eの検出はT_2強調FLAIR画像，ARIA-HはGRE/T2*画像，虚血性病変を除外するためにdiffusion強調画像が最小限必要である．CT検査は，より軽度のARIA-Eや微小出血，脳表ヘモジデリンの検出を期待できない．

⑨ ARIA発現後の対策として，ARIA-Eが軽度で無症候性の場合には薬剤投与を継続する

表2　ARIAの重症度分類（MRI画像による分類）

ARIAのタイプ		重症度		
		軽度	中等度	重度（高度）
ARIA-E	大きさ	5cm未満	① 5-10cm ② 10cm未満	10cmを越える
	発現部位	脳溝あるいは皮質/ 皮質下に1か所	① 1か所 ② 複数部位	脳溝あるいは皮質下白質に 1か所あるいは複数部位
ARIA-H	新規の微小出血の数	1-4個	5-9個	10個以上
	脳表ヘモジデリン沈着の数	1か所	2か所	3か所以上

選択肢が挙げられる．事例は少ないが初回のARIA-E消失後に薬剤の再投与によってARIA-Eの再発が報告されている．アデュカヌマブ第3相試験[11]では，3mg/kg投与群で8.7％，6mg/kg群で3.6％，10mg/kg群で10.6％にARIA-Eの再発が観察されていた．ARIA-Hに関しては，微小出血の個数によってその後の治療継続の可否が検討されており，たとえば，ガンテネルマブの第3相試験では，5個以上の新規微小出血がみられた場合には投薬の中止，2個から4個の場合には用量を半減したうえで投与の継続がなされた．

⑩ 抗アミロイドβ抗体薬によって発現したARIAに対する薬物療法はいまだ確立していない．アデュカヌマブ第3相試験でみられたARIAは，症候性およびMRI上で高度なARIAを含めて多くは特別の治療なく消失していた．ステロイド治療に対する効果もいまだ定まっていない．

微小出血は，抗アミロイドβ抗体薬の投与に関係なく加齢に伴って増加していくとの報告[12]がみられるので，薬剤投与前のMRI所見と対比して投与後新たに発現した微小出血あるいはヘモジデリン沈着のみを抗アミロイドβ抗体薬によるARIA-Hとして判断すべきである．一般住民を対象とした検討では，60～69歳では17.8％，80歳以上では38.3％に微小出血が観察されている[13]．メタ解析では，アルツハイマー病患者の23％に微小出血が観察されている[14]．図3は，著者の外来でMMSEが22点以上を示し軽度アルツハイマー病と診断した222名を対象に微小出血が観察される頻度を年齢層別に示したもので

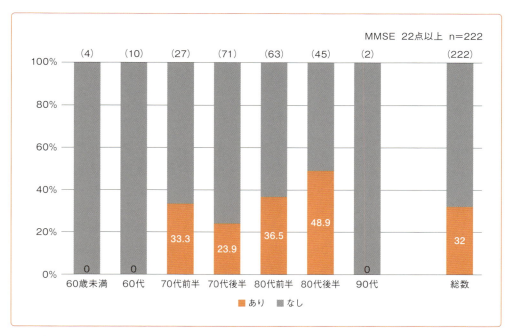

図3　軽度アルツハイマー病において微小出血が1個以上みられた頻度

（八千代病院　愛知県認知症疾患医療センターのデータ）

表3 レカネマブとドナネマブ投与でみられる ARIA の様態

ARIA の様態	レカネマブ投与群		ドナネマブ投与群
	全体 n＝898	日本人 n＝88	
ARIA-E または ARIA-H	21.5% （適正使用ガイド；20.8%）	14.8%	36.8%
ARIA-E	12.6%	4.5%	24.0%
ARIA-H を伴わない 単独 ARIA-E	4.3%	3.4%	記載なし
症候性 ARIA-E	2.8% （ARIA-H を伴う ARIA-E 含む）	0	6.1%
ARIA-H	17.3% （適正使用ガイド；16.5%）	11.4%	19.7%
ARIA-E を伴わない 単独 ARIA-H	8.9% （適正使用ガイド；8.2%）	10.2%	12.7%
ARIA-E と ARIA-H の合併	8.2%	1.1%	記載なし

（van Dyck CH, et al: Lecanemab in Early Alzheimer's Disease. N Engl J Med, 388 (1): 9-21, 2023 と Sims JR, et al: Donanemab in Early Symptomatic Alzheimer Disease: The TRAILBLAZER-ALZ 2 Randomized Clinical Trial. JAMA, 330 (6): 512-527, 2023 より著者作成. 日本人のデータは，エーザイによる適正使用ガイドから作成）

ある．222名中71名（32.0％）で1個以上の微小出血が存在し，5個以上みられた患者は19名であり微小出血がみられた患者（71名）の26.8％に該当していた．軽度アルツハイマー病全体（222名）の8.6％に5個以上の微小出血が観察されたことから，レカネマブ治療の対象となる軽度アルツハイマー病であってもMRI上の微小出血の数（5個以上）から13名にひとりは治療対象外になるということである．一方，血管原性浮腫や滲出液貯留は，なんらかの侵襲が加わらないと出現しないのが原則なので抗アミロイドβ抗体薬投与後にこれらが観察される場合には薬剤投与に伴う ARIA-E と判断してよい．**表3**は，レカネマブとドナネマブにみられる ARIA の発現頻度について臨床試験からまとめたものである．ARIA-E ならびに ARIA-H いずれもドナネマブのほうがやや発現頻度が高いようである．

4. Clarity-AD 試験でみられた注意すべき副作用

① 死亡例は，レカネマブ群で6名，プラセボ群で7名であったがいずれもレカネマブの投与や ARIA の発現との関連性は見出されていない．重大な副作用は，レカネマブ群で14.0％，プラセボ群で11.3％に発現していた．副作用によって投与が中断されたのは，レカネマブ群6.9％，プラセボ群2.9％であった．

② 最も多かった副作用は，注入に伴う反応 infusion reaction であり，レカネマブ群で26.4％（237/898名），プラセボ群で7.4％（66/897名）に出現している（電子添付文書では，レカネマブ投与における注入に伴う反応は26.1％と記載されている）．症状

としては，頭痛や悪寒，発熱，吐き気，嘔吐などである．多くは軽度から中等度であり，75％は初回投与で出現している．56％では予防的薬剤（抗ヒスタミン薬や非ステロイド系抗炎症薬，副腎皮質ステロイドなど）を受けておらず，2回目投与以降で予防的薬剤を受けた63％ではその後の出現はなかった．

③ ARIA-Eは，レカネマブ群12.6％，プラセボ群1.7％であった．ARIA-Hは，レカネマブ群17.3％（微小出血14.0％，脳表ヘモジデリン沈着症5.6％，脳出血0.6％），プラセボ群9.0％であった（電子添付文書では，レカネマブ投与におけるARIA-Hとしては，微小出血およびヘモジデリン沈着13.6％，脳表ヘモジデリン沈着症5.2％，脳出血0.4％と記載されている）．

④ 頭痛がレカネマブ群11.1％，プラセボ群8.1％，転倒がレカネマブ群10.4％，プラセボ群9.6％に観察されている．

5. Clarity-AD試験におけるARIA

　点滴開始当初にみられる注入に伴う反応infusion reactionを除くと，レカネマブ投与で最も注意すべき副作用はARIA-EならびにARIA-Hの発現と考えられる．以下でClarity-AD試験からARIAに関する記載をまとめる．レカネマブ群898名，プラセボ群897名での結果である．

① ARIA-EあるいはARIA-Hの発現は，レカネマブ群21.5％（193名），プラセボ群9.5％（85名）であった．つまりレカネマブの投与を受けた患者5名にひとりはARIA-EあるいはARIA-Hが発現していたことになる．ARIA-HとARIA-Eが同時発現している頻度は，レカネマブ群で8.2％，プラセボ群で1.0％であった．

② ARIA-Eは，レカネマブ投与群で12.6％（113名）に発現している（プラセボ群でも1.7％に発現をみている，表4）．レカネマブ投与によって生じたARIA-Eの91％は軽度から中等度であり，78％では無症候性であった（図4）．また71％では投与開始3か月以内に出現しており，81％はARIA-E検出後4か月以内に消失していたとされる．

③ レカネマブ群の2.8％（25名）で症候性ARIA-Eを示している．これは，ARIA-Eを生じた4名から5名にひとりが症候性を示していたことになる．出現する症状として頭痛あるいは視力障害，錯乱が挙げられている．生命を脅かすあるいは入院が必要になるなどの重篤なARIA-Eは7名にみられていた．一方，ARIA-Eが発現したプラセボ群15名では症候性を示したものはいなかった．

表4 APOEε4キャリアからみたレカネマブ投与によるARIA-Eの発現頻度

	レカネマブ群（n＝898）	プラセボ群（n＝897）
ARIA-E（症候性＋無症候性）	12.6%（113/898）	1.7%（15/897）
APOEε4 非キャリア	5.4%（15/278）	0.3%（1/286）
APOEε4 キャリア	15.8%（98/620）	2.3%（14/611）
APOEε4 ヘテロ接合型	10.9%（52/479）	1.9%（9/478）
APOEε4 ホモ接合型	32.6%（46/141）	3.8%（5/133）
症候性ARIA-E	2.8%（25/898）	0
APOEε4 非キャリア	1.4%（4/278）	（0/286）
APOEε4 キャリア	3.4%（21/620）	（0/611）
APOEε4 ヘテロ接合型	1.7%（8/479）	（0/478）
APOEε4 ホモ接合型	9.2%（13/141）	（0/133）

（van Dyck CH, et al: Lecanemab in Early Alzheimer's Disease. N Engl J Med, 388（1）: 9-21, 2023より著者作成）

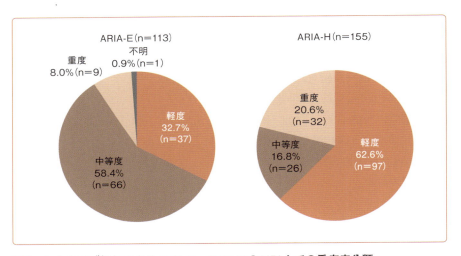

図4 レカネマブ投与によるARIA-E，ARIA-HのMRI上での重症度分類

（レケンビ®承認時評価資料より作成）

④ 症候性ARIA-Eを示した25名をAPOEε4キャリアの有無で解析した結果，非キャリアでは1.4％，キャリアでは3.4％が症候性であった．さらにキャリア21名についての解析ではヘテロ接合型が1.7％に対してホモ接合型では9.2％が症候性ARIA-Eの発現をみている．これらの結果から，症候性の有無にかかわらず，ARIA-Eは，APOEε4ホモ接合型キャリアの患者に最もみられやすいことが判明している（表4）．

⑤ ARIA-Hは，レカネマブ投与群では17.3％（155名）に発現している（プラセボ群でも9.0％に発現をみている）．重症度別にみると，軽度群（微小出血が4個以内あるいは脳表ヘモジデリン沈着症が1か所）が62.6％を占めていたが，注目すべきことは，重度群（微小出血が10個以上あるいは脳表ヘモジデリン沈着症が3か所以上）が20.6％と

表5 *APOE*ε4キャリアからみたレカネマブ投与によるARIA-Hの発現頻度

	レカネマブ群 (n＝898)	プラセボ群 (n＝897)
ARIA-H（症候性＋無症候性）	17.3%（155/898）	9.0%（81/897）
*APOE*ε4 非キャリア	11.9%（33/278）	4.2%（12/286）
*APOE*ε4 キャリア	19.7%（122/620）	11.3%（69/611）
*APOE*ε4 ヘテロ接合型	14.0%（67/479）	8.6%（41/478）
*APOE*ε4 ホモ接合型	39.0%（55/141）	21.1%（28/133）
微小出血	14.0%（126/898）	7.6%（68/897）
脳表ヘモジデリン沈着症	5.6%（50/898）	2.3%（21/897）
大出血	0.6%（5/898）	0.1%（1/897）
症候性ARIA-H	0.7%（6/898）	0.2%（2/897）
ARIA-Eを伴わないARIA-H	8.9%（80.898）	7.8%（70/897）

(van Dyck CH, et al: Lecanemab in Early Alzheimer's Disease. N Engl J Med, 388 (1): 9-21, 2023 より著者作成)

比較的高率に認められたことである（図4）．*APOE*ε4キャリアの有無で解析した結果，非キャリアでは11.9％に対してキャリアでは19.7％にARIA-Hの発現をみている．さらに*APOE*ε4ヘテロ接合型の14.0％に対してホモ接合型では39.0％にARIA-Hの発現をみている（表5）．これらの結果から，ARIA-Eと同様にARIA-Hも*APOE*ε4ホモ接合型キャリアの患者に最もみられやすいことが判明している．

⑥ ARIA-Eを伴わないARIA-H（単独ARIA-H）は，レカネマブ群で8.9％（80名），プラセボ群で7.8％（70名）であった．単独ARIA-Hは，臨床試験の全経過中で観察されている．単独ARIA-Hのなかで症候性を示したのはレカネマブ群で0.7％，プラセボ群で0.2％であり，最も多い訴えはふらつきであった．

6. レカネマブ投与に際しての禁忌事項と注意点

レカネマブは，厚生労働省による最適使用推進ガイドラインの対象品目になっていることもあって禁忌事項と基本的注意点について熟知しておくことが必要である．以下でこれらについて解説する．

① 添付文書の冒頭に記載されている「本剤投与開始前に5個以上の脳微小出血，脳表ヘモジデリン沈着症又は1cmを超える脳出血が確認された患者」では，ARIAのリスクが高まるおそれがあるのでレカネマブを使用することはできない．MRIは，レカネマブ開始時前1年以内に撮像されたものとされているが，安全を期してレカネマブ治療を考慮する際には，その時点でMRIを実施して上記禁忌事項を除外するようにしたい．図5は，

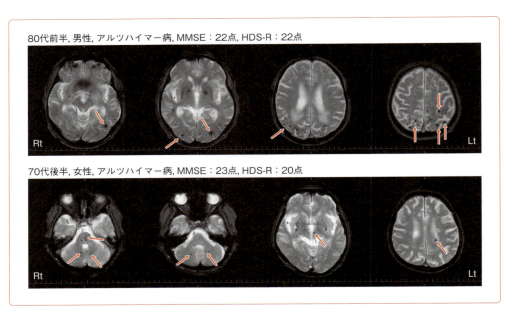

図5 MRI所見（5個以上の微小出血）からレカネマブ投与が禁忌とされる事例

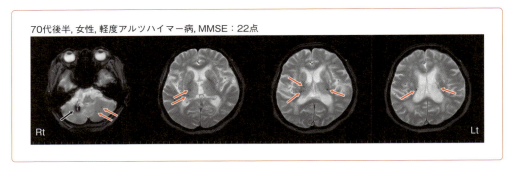

図6 MRI所見（脳出血）からレカネマブ投与が禁忌とされる事例
右小脳半球に1cmを超える陳旧性脳出血が観察される．

　MMSEが22点以上であった軽度アルツハイマー病患者のMRI T2*GRE画像である．いずれの事例も微小出血が脳内に多数存在しており，レカネマブ投与の禁忌に該当する事例である．**図6**は，1cmを超える脳出血（右小脳半球，黒矢印）が存在することからレカネマブ投与は禁忌と判断される（微小出血，赤矢印）．脳表ヘモジデリン沈着症は比較的稀な病態であるが，見逃してはならないものである（**図7**）．

② アルツハイマー病による軽度認知障害あるいは軽度認知症がレカネマブの投与対象になっているので認知症が中等度以降に進展した患者に使用することはできない．中等度以降に進展した患者や種々の理由で抗アミロイドβ抗体薬の適用から外れる患者は，従来の症状改善薬の適応となる．

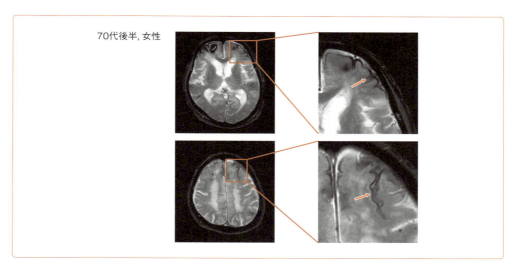

図7 脳表ヘモジデリン沈着症の存在からレカネマブ投与が禁忌とされる事例

③過去1年以内に脳卒中や一過性脳虚血発作，けいれんの既往のある患者にレカネマブを使用した経験はないとされている．これらの場合にレカネマブ治療が禁忌になるわけではないが治療開始には慎重になるべきであると言外に示唆しているものと解釈できる．では，レカネマブ治療を開始後に脳卒中やけいれん発作を生じた場合にレカネマブ治療を継続してよいのか否かに関しては明らかではない．主治医の考え次第ということであろうか．

④MRI非適応の心臓ペースメーカーやインプラントのある患者では，MRIは禁忌なので原則としてレカネマブを使用することができない．なぜならばARIA検出のために投与開始後に定期的にMRIを実施しなければならないからである．

⑤抗凝固薬や抗血小板薬，血栓溶解薬を使用している患者では，レカネマブ投与中に脳出血を発症した場合に出血が助長されるので併用注意となっている．Clarity-AD試験では，抗凝固薬や抗血小板薬を服薬している患者も試験に組み入れているようであり，その結果をみると，ARIA全体ならびにARIA-E，ARIA-H，ARIA-H微小出血，ARIA-H脳表ヘモジデリン沈着症の発現率は，抗凝固薬または抗血小板薬いずれも併用していない群（併用なし群，564名）に比して，抗凝固薬または抗血小板薬を併用した群（83名，251名）で同程度以下であったとされる．脳出血の発現率は，併用なし群0.5%（3/564）に比して抗血小板薬群では0%と同程度であり，抗凝固薬群では1.2%（1/83）でやや高い傾向が観察されている（図8）．実臨床で血栓溶解薬を使用している患者にレカネマブを投与することはまずないと思われるが，抗凝固薬あるいは抗血小板薬を服薬しているアルツハイマー病患者に遭遇することはあり得る．レカネマブに対する適正な使用勧告（appropriate use recommendations：AUR）[15]では，ワーファリンやビタミンK拮抗薬，DOAC（ダビガトラン，リバーロキサバン，エドキサバン，アピキ

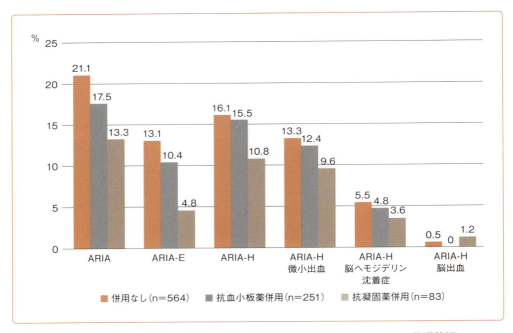

図8 Clarity-AD試験のレカネマブ投与群における抗血栓薬併用下でのARIAの発現状況
（レケンビ®適正使用ガイド p.22より作成）

サバンなど），ヘパリンを服薬している患者では，実臨床で安全性のデータが集積するまでレカネマブの使用を避けるよう勧告している．一方，抗血小板薬については，アスピリンならば1日325mgまでの服薬患者や至適用量範囲内のその他の薬剤（クロピドグレル，プラスグレル，チカグレロル）を服薬している患者では，レカネマブの使用は許容されるとしている．ただし，*APOE ε*4ホモ接合型を持つ患者では，ARIAが発現しやすいことがあり，そのリスクは抗血小板薬の服薬によって増悪するかもしれないとも指摘している．実臨床では，抗凝固薬を使用しているアルツハイマー病患者にレカネマブの使用は避けたほうがベターであるが，抗血小板薬を服薬しているアルツハイマー病患者に対してレカネマブを使用するか否かは主治医の判断に委ねられることになる．

⑥ コントロールが不十分な高血圧患者には慎重に行うように記載されている．高血圧の管理が十分なされている患者に使用することに問題はないと思われる．

⑦ Clarity-AD試験では，プラセボ群で53.2％（477/897例），レカネマブ群で51.9％（466/898例）がベースライン時に症状改善薬を使用されていた．レカネマブの電子添付文書では，症状改善薬であるコリンエステラーゼ阻害薬やNMDA受容体阻害薬は併用注意に設定されていない．したがってレカネマブと症状改善薬との併用は可能である．以前から処方している症状改善薬をレカネマブ治療開始後にやめる必要はない．レカネマブ治療開始後に症状改善薬を追加併用することにも問題はない．

7. ドナネマブ臨床試験の概要

　レカネマブがアミロイド斑（老人斑）の前段階であるプロトフィブリルに作用するのに対してドナネマブは脳内の不溶性アミロイドβにのみ存在すると考えられるN3pG Aβ（N末端第3残基がピログルタミン化されたアミロイドβ）に選択的に結合しミクログリアの貪食作用を介してアミロイド斑（老人斑）の除去を図る薬剤とされる．つまり，ヒト化抗N3pGアミロイドβモノクローナル抗体製剤である．ドナネマブの承認のための評価資料となる主な臨床試験は，国際共同第Ⅲ相臨床試験（AACI試験 TRAILBLAZER-ALZ 2試験）[16)]である．ここでは本試験の概要について臨床医が知っておくべき事項に限定して解説する．

① 表6は，TRAILBLAZER-ALZ2試験における対象の主な選択基準と手順を示したものである．選択基準に合致した1,736名（平均年齢73.0±6.2歳）をドナネマブ群860名，プラセボ群876名に振り分け4週ごとの静脈内投与を72週にわたって実施している．76％が予定期間を終了していた．対象年齢は60歳から85歳である．主な選択基準は，(1) MMSEが20点から28点，(2) アミロイドβ病理の存在（37センチロイド以上），(3) タウ病理の存在（視覚的ならびに定量的に軽度/中等度タウ蓄積群と高度タウ蓄積群に分類）の3つである．ドナネマブ群は，開始3回までは700mg，4回目以降は1,400mgの用量を4週ごとに静脈内投与している．レカネマブのClarity-AD試験と異なってTRAILBLAZER-ALZ 2試験では，ドナネマブ群に割り付けられた患者のなかで以下の基準を満たした場合（プラセボ切り替え基準）には盲検下にてプラセボ投与に切り替えられている．具体的には24週と52週のいずれかの時点でアミロイドβの蓄積量が

表6　TRAILBLAZER-ALZ2試験における対象の主な選択基準と手順

- 軽度認知障害（MMSE27点以上）または軽度アルツハイマー病（MMSE20-26点）であり，かつ以下を満たす早期認知症患者
- 対象年齢は60歳から85歳である
- MMSE総得点が20点から28点
- アミロイドPET検査で37センチロイド以上の蓄積があるアミロイドβ病理の存在
- タウPET検査で検出されるタウ病理の存在　軽度/中等度タウ蓄積群と高度タウ蓄積群に分類
- 脳MRI検査で以下に示す所見がみられる際には除外とする
    ARIA-E（edema/effusion）の存在
    5個以上の微小出血
    2か所以上の脳表siderosis（最適使用推進ガイドラインでは1か所になっている）
    1cmを超える脳出血
    広範な大脳白質病変
- 4週ごとの静脈内投与（30分で滴下，3回まで700mg，その後は1,400mg），72週継続
- 24週あるいは52週時のアミロイドPET検査で11センチロイド未満など，アミロイド除去が基準に達した場合には，実薬群をプラセボ群にスイッチ（ドナネマブ投与を中止）

（Sims JR, et al: Donanemab in Early Symptomatic Alzheimer Disease: The TRAILBLAZER-ALZ2 Randomized Clinical Trial. JAMA, 330 (6) : 512-527, 2023 より著者がまとめたもの）

11センチロイド未満になったとき，または連続する2回の測定でいずれも11以上から25センチロイド未満に位置するときには，ドナネマブの投与を中止し盲検下にてプラセボに変更するように設定されている．最終評価は76週目に実施している．効果判定は，タウ病理を軽度/中等度タウ蓄積群（1,182名）と複合群（軽度/中等度タウ蓄積群と高度タウ蓄積群を合わせたもの，1,736名）に分けて検討している．この点がレカネマブ群をひとまとめにしてプラセボ群との間で比較評価を行ったClarity-AD試験との大きな違いである．

② 主要評価項目は，認知機能と日常生活動作を総合的に評価できるiADRS (integrated Alzheimer disease rating scale) を使用している．この検査は，0点から144点の範囲で評価され，点数が低いほど障害は重いとされる．アルツハイマー病による軽度認知障害では5点，軽度アルツハイマー病では9点の変動が意味ある変化と判定される．軽度/中等度タウ蓄積群では，76週時のベースラインからの変化量はドナネマブ群が–6.02，プラセボ群で–9.27の悪化を示しており，これは35.1％の割合で疾患の進行が抑制されたことを意味している．進行抑制率（レカネマブでは悪化抑制率として表記されている）は，76週時における両群間の変化量の差3.25をプラセボ群の変化量となる9.27で除したものである．一方，複合群では，ドナネマブ群で–10.19，プラセボ群で–13.11の悪化を示しており，22.3％の進行抑制率に該当する（図9）．

③ 副次評価項目として，投与76週後におけるCDR-SB (clinical dementia rating-sum of boxes) のベースラインからの変化をみると，軽度/中等度タウ蓄積群における両群間の差は–0.67であり36.0％の進行抑制率を示していた．複合群における両群間の差は–0.70であり28.9％の進行抑制率を示していた．

④ アミロイドPET検査による脳内アミロイドβ蓄積量の変化をみると，軽度/中等度タウ蓄積群ではドナネマブ群で88.0センチロイドの減少がみられ，プラセボ群では0.2センチロイドの増加が観察された．複合群では，ドナネマブ群で87.0センチロイド，プラセボ群で0.67センチロイドの減少がみられている（図10）．ドナネマブ投与群でアミロイド クリアランス（24.1センチロイド未満）を達成できた割合は，軽度/中等度タウ蓄積群で24週時が34.2％，76週時が80.1％（プラセボ群ではそれぞれ0.2％，0％であった），複合群では24週時が29.7％，76週時が76.4％であった（プラセボ群ではそれぞれ0.2％，0.3％であった）．

⑤ 血漿P-tau217は，軽度/中等度タウ蓄積群ならびに複合群いずれにおいても開始時に比して有意な減少が確認されている．

⑥ 重大な副作用がドナネマブ群で17.4％，プラセボ群で15.8％にみられていた．ドナネマブ群では3名が重篤なARIAが原因となって死亡している．副作用のために臨床試

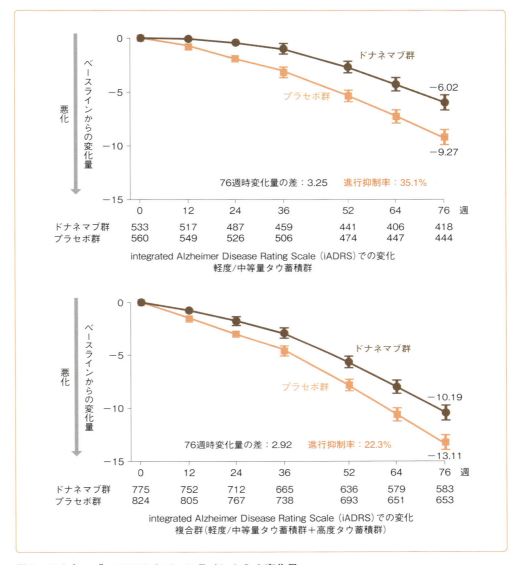

図9　ドナネマブ：iADRSのベースラインからの変化量
(Sims JR, et al: Donanemab in early symptomatic Alzheimer Disease: The TRAILBLAZER-ALZ 2 Randomized Clinical Trial. JAMA. 330 (6): 512-527, 2023 Figure2より著者が一部改変し作成)

験が中断になった者は，ドナネマブ群で112名，プラセボ群で38名であり，主な中断理由は，infusion-related reaction（注入に伴う反応，ケサンラ®の適正使用ガイドではinfusion reactionと表現されている）あるいはARIAの発現，過敏性であった．

⑦ infusion-related reactionは，ドナネマブ群で8.7％（74名），プラセボ群で0.5％（4名）に認められたが，ほとんどは軽度から中等度であり，点滴中あるいは点滴終了後30分以内に出現し2回目から5回目の注入の間で主に生じている．アナフィラキシーがドナネマブ群で853名中3名にみられたが軽度から中等度であった．

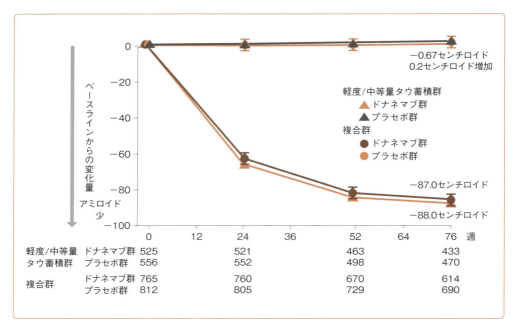

図10 ドナネマブ：脳内アミロイドβ蓄積量のベースラインからの変化量
アミロイドPETセンチロイドスケールを用いた検討
(Sims JR, et al: Donanemab in Early Symptomatic Alzheimer Disease: The TRAILBLAZER-ALZ 2 Randomized Clinical Trial. JAMA, 330(6): 512-527, 2023 Figure3A より著者作成)

⑧ドナネマブ群で5％以上の出現をみた副作用は，頭痛14.0％，転倒13.4％，めまい（ふらつき）6.2％，関節痛5.7％，尿路感染症5.3％，下痢5.0％であった．

8. ドナネマブ臨床試験におけるARIAの発現頻度

①ARIA-EあるいはARIA-Hは，ドナネマブ群で36.8％(314名)，プラセボ群で14.9％(130名)に出現していた(**表7**)．つまり，ドナネマブの投与を受けた患者3名にひとりはARIA-EあるいはARIA-Hが発現していたことになる．TRAILBLAZER-ALZ 2試験では，ARIAが出現した際にはその後4週から6週ごとにARIAが消失あるいは安定化するまでMRIを実施している．

②ARIA-Eは，ドナネマブ群で24.0％(205名)，プラセボ群で2.1％(18名)に発現していたが重症度としてはほとんどが軽度から中等度(ドナネマブ群の93.1％，プラセボ群では100％で該当していた)であった．症候性ARIA-Eは，ドナネマブ群の6.1％(52名)に認められ，これはARIA-Eが発現したドナネマブ群の25.4％に該当する(つまりドナネマブ投与でARIA-Eが出現した患者4名にひとりは症候性を呈することを意

表7 ドナネマブ投与でみられる ARIA の発現頻度

	ドナネマブ群 n＝853	プラセボ群 n＝874
微小出血　脳表ヘモジデリン沈着症（開始時）	14.5%（124）	18.4%（161）
いずれかの ARIA	36.8%（314）	14.9%（130）
ARIA-E	24.0%（205）	2.1%（18）
無症候性	17.9%（153）	1.9%（17）
症候性	6.1%（52）	0.1%（1）
ARIA-H	31.4%（268）	13.6%（119）
微小出血	26.8%（229）	12.5%（109）
脳表ヘモジデリン沈着症	15.7%（134）	3.0%（26）
脳出血（1 cm 以上）	0.4%（3）	0.2%（2）

（Sims JR, et al: Donanemab in Early Symptomatic Alzheimer Disease The TRAILBLAZER-ALZ 2
Randomized Clinical Trial. JAMA, 330（6）：512-527, 2023 Table2 より著者作成）

味している）．最初に発現した ARIA-E は，ドナネマブ群の98.0％，プラセボ群の64.7％でそれぞれ平均72.4日，63.5日で消失していた．ARIA-E は，*APOE ε* 4ホモ接合型キャリアを持つ患者でよりみられている．

③ ARIA-H は，ドナネマブ群で31.4％，プラセボ群で13.6％に発現していた（ARIA-E 合併あるいは非合併を含めての数値である）．ARIA-E を伴わない ARIA-H 単独は，ドナネマブ群で12.7％，プラセボ群で12.4％にみられ両群間に差はなかった．

④ 1 cm 以上の脳出血がドナネマブ群で3名，プラセボ群で2名に出現している．

文献

1) Swanson CJ, Zhang Y, Dhadda S, et al: A randomized, double-blind, phase 2b proof-of-concept clinical trial in early Alzheimer's disease with lecanemab, an anti-A*β* protofibril antibody. Alzheimers Res Ther, 13（1）：80, 2021.

2) van Dyck CH, Swanson CJ, Aisen P, et al: Lecanemab in Early Alzheimer's Disease. N Engl J Med, 388（1）：9-21, 2023.

3) Sperling RA, Jack CR Jr, Black SE, et al: Amyloid Related Imaging Abnormalities（ARIA）in Amyloid Modifying Therapeutic Trials: Recommendations from the Alzheimer's Association Research Roundtable Workgroup. Alzheimers Dement, 7（4）：367-385, 2011.

4) Barakos J, Purcell D, Suhy J, et al: Detection and Management of Amyloid-Related Imaging Abnormalities in Patients with Alzheimer's Disease Treated with Anti-Amyloid Beta Therapy. J Prev Alzheimers Dis, 9（2）：211-220, 2022.

5) Cogswell PM, Barakos JA, Barkhof F, et al: Amyloid-Related Imaging Abnormalities with Emerging Alzheimer Disease Therapeutics: Detection and Reporting Recommendations for Clinical Practice. AJNR Am J Neuroradiol, 43（9）：E19-E35, 2022.

6) Hampel H, Elhage A, Cho M, et al: Amyloid-related imaging abnormalities（ARIA）: radiological, biological and clinical characteristics. Brain, 146（11）：4414-4424, 2023.

7) Salloway S, Sperling R, Gilman S, et al: A phase 2 multiple ascending dose trial of bapineuzumab in mild to moderate Alzheimer disease. Neurology, 73（24）：2061-2070, 2009.

8) Raman MR, Wiste HJ, Senjem ML, et al: Spontaneous amyloid-related imaging abnormalities in a cognitively normal adult. Neurology, 83（19）：1771-1772, 2014.

9) Yaari R, Holdridge KC, Choi J, et al: Amyloid-Related Imaging Abnormalities and Other MRI Findings in a Cognitively Unimpaired Population With and Without Cerebral Amyloid. J Prev Alzheimers Dis, 9 (4) : 617-624, 2022.

10) Salloway S, Chalkias S, Barkhof F, et al: Amyloid-Related Imaging Abnormalities in 2 Phase 3 Studies Evaluating Aducanumab in Patients With Early Alzheimer Disease. JAMA Neurol, 79 (1) : 13-21, 2022.

11) Ostrowitzki S, Lasser RA, Dorflinger E, et al: A phase III randomized trial of gantenerumab in prodromal Alzheimer's disease. Alzheimers Res Ther, 9 (1) : 95, 2017.

12) Poels MM, Ikram MA, van der Lugt A, et al: Incidence of cerebral microbleeds in the general population: the Rotterdam Scan Study. Stroke, 42 (3) : 656-661, 2011.

13) Vernooij MW, van der Lugt A, Ikram MA, et al: Prevalence and risk factors of cerebral microbleeds: The Rotterdam Scan Study. Neurology, 70 (14) : 1208-1214, 2008.

14) Cordonnier C, van der Flier WM: Brain microbleeds and Alzheimer's disease: innocent observation or key player? Brain, 134: (Pt2) 335-344, 2011.

15) Cummings J, Apostolova L, Rabinovici GD, et al: Lecanemab: Appropriate Use Recommendations. J Prev Alzheimers Dis, 10 (3) : 362-377, 2023.

16) Sims JR, Zimmer JA, Evans CE, et al: Donanemab in Early Symptomatic Alzheimer Disease: The TRAILBLAZER-ALZ 2 Randomized Clinical Trial. JAMA, 330 (6) : 512-527, 2023.

第2章

実臨床から考える
アルツハイマー病診断への道筋

　アルツハイマー病を含め認知症を診断するためには，詳細な病歴聴取と丁寧な問診・診察，神経心理検査（改訂長谷川式簡易知能評価スケール：HDS-Rやmini-mental state examination：MMSEなど），脳画像検査の４ステップが求められる．脳画像検査は，CTスキャンやMRIを利用する脳形態画像検査と脳SPECT検査やPET検査の脳機能画像検査に大別されている．2023年までアミロイドβ病理を可視化するアミロイドPET検査は，保険適用外だったために広く利用されることはなかった．しかし，疾患修飾薬のひとつである抗アミロイドβ抗体薬の登場によってそれらの薬剤を使用するためにはアミロイドPET検査によってアミロイドβ病理の存在を確認することが必須要件に指定された経緯から，2023年12月にアミロイドPET検査が制限つきながら保険適用を認可された．今後は，アルツハイマー病の確定診断や抗アミロイドβ抗体薬を使用する際にアミロイドPET検査が汎用されると予想される．本章では，アミロイドPET検査の利用を視野に入れたアルツハイマー病診断のための道筋を解説する．

1. 詳細な病歴聴取の必要性

　認知症を診断する際に最も重要なことは，患者の生活状況をよく知る家族あるいは周囲の人々からの詳細な病歴聴取である．認知症診療における病歴聴取の重要性は成書でもしばしばいわれているが，実際にどのような内容を聴取したらよいのか，そしてどのような症状があれば認知症を疑ったほうがよいのかについて具体的に記載されたものは少ない．図11は，著者が開設するもの忘れ外来でアルツハイマー病と診断した771名における家族が記載した問診票の内訳を示したものである．家族が気づく症状として，「もの忘れがひどい，同じことを何回も言う，聞いてくる」，「人名や単語の想起が困難になった」といった記憶の低下に関する訴えが最も多く，次いで「趣味や好きなことをしなくなった」，「家で何もせずぼーっとしていることが多くなった」，「外出したがらなくなった，人付き合いを嫌がる」など自発性の低下・意欲の減退に関係する症状，「最近怒りっぽい，些細なことで怒る，大声を出す」などの易怒性がしばしばみられることが明らかになっている．これらの症状を中心として病歴聴取を進めていくのが診断への道筋の第一歩といえる．以下でさらに具体的な病歴聴取について考える．

① 認知症に関して家族が医療機関を受診する最大の動機は，患者が示すもの忘れ症状が気になるからである．認知症の有無にかかわらず，家族は，患者が示すしまい忘れやおき忘れ，前日言ったことを忘れてしまう，同じことを何回も言うあるいは聞いてくる，約束したことを忘れてしまうなどの記憶の低下を診察室で医師に訴えることが多い．

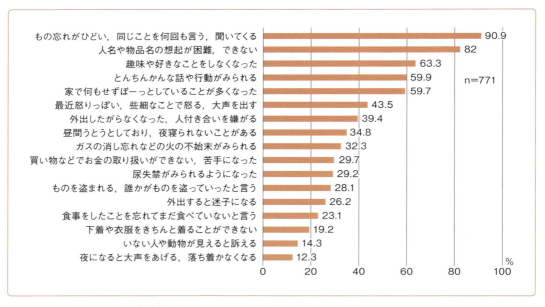

図11 アルツハイマー病と診断した患者について家族が気づいた症状

（八千代病院　愛知県認知症疾患医療センターのデータ）

アルツハイマー病は，潜在性に病変が進行していくので，脳血管障害と異なって発症時期を同定することが難しい．多くの家族は，「数年前からもの忘れがあった」，「最近もの忘れがひどくなってきた」，「いつからかはわからないがもの忘れがひどい」などと訴える．もの忘れ症状だけでは認知症による記憶障害なのか加齢に伴うもの忘れなのかの鑑別は困難である．記憶に関する症状以外の状態を聴取することが必要になる．

② 家族によってはしまい忘れやおき忘れなどのもの忘れ症状以外に日時がわからなくなった，日時を確認することが多くなってきたと訴えてくることも少なくない．日あるいは曜日がわからないと述べることが多い．日常生活で年号や月が会話にあがることはほとんどないので，これらを患者が正しく理解しているか否かを把握している家族は少ない．日や曜日がわからない場合，時に対する見当識の低下を疑うのであるが，高齢者では日や曜日に拘束された生活をしていることはほとんどないので，非認知症高齢者であっても日や曜日を把握していないあるいは誤答することをしばしば経験する．したがって日や曜日の把握が低下しているだけでは認知症の診断には至らない．

③ 易怒性と自発性の低下・意欲の減退もアルツハイマー病の初期から出現する症状である．易怒性に関して家族は認知症の症状と考えていないことが多いので，医師から「最近，怒りっぽいことはありませんか」，「些細なことですぐに大声を出したり怒り出したりしませんか」，「注意や忠告をすると大きな声で反論してくるようになっていませんか」などと質問をするとよい．アルツハイマー病に進展している場合，家族は，「よかれと思って注意すると逆に怒り出す」，「最近，わけもなく怒り出すことが多い」，「昔はこんな人ではなかったが最近短気になってきた」などと述べることが多い．また，「以前と変わらずやる気はありますか」，「今までやっていたことをしない，行わないことが多くなってきていませんか」などと尋ねて自発性の低下・意欲の減退の有無を確認することもアルツハイマー病診断の一助になる．家族らが「最近，ゲートボールに行かなくなった」，「以前は毎日散歩に出かけていたが，今は外出を億劫がる」，「日中，自室から動かずテレビを見ているか居眠りをしていることが多い」などと訴えるときにはアルツハイマー病の可能性を考える．

④ 以上のように初診の際，もの忘れ症状（しまい忘れやおき忘れなどの記憶障害）に日時の把握に混乱，易怒性，自発性の低下・意欲の減退の存在を聴取できるならば，アルツハイマー病の可能性を考えるようにしたい．しかし，これらだけでアルツハイマー病の臨床診断を下すことはできない．認知症と診断するためには，社会生活や家庭生活，すなわち日常生活上でのなんらかの支障がみられることが原則である．病歴聴取に際して日常生活に支障があるのか否かを尋ねることを忘れてはならない．ここで重要なことは，家族に「日常生活で支障はありませんか」といった文言で生活障害の有無を尋ねるだけでは本当に生活障害があるのか否かの判断ができないということである．たとえば，お嫁さんが生活障害はありませんと答えたとしても家事全般をお嫁さんが

行っている高齢女性の場合にはお嫁さんにとっては自分で家事を行っているので生活障害はないと感じるのである．患者自身に家事をさせたときに本当にそれができるのか否かの情報を正確に確認すべきである．さらに高齢男性では，社会的な意味での仕事をしていないことならびに家事全般に関わることがほとんどないことからまとまった生活能力を駆使する場面に遭遇することが少ない．習熟した生活能力（たとえば，歯磨きや整容など）は，認知症に進展しても軽度の段階では障害を受けにくいので高齢者では生活障害の有無の判断を下すことが実際にはなかなか難しいのである．生活障害の有無を尋ねるときには，具体的な事柄を列挙しながら支障があるか否かを判断していくべきである．たとえば，料理に関して尋ねるとき，「今までと比較して料理のレパートリーが減ってきていないか」，「味付けが不安定で味が濃くなったり薄くなったりしていないか」，「料理の段取りが悪く時間がかかってきていないか」などと具体的な状況を質問することで患者の生活能力が維持されているのか低下してきているのかを判断することが可能になる．

　抗アミロイドβ抗体薬は軽度認知症に使用可能であるとの視点から考えると，軽度アルツハイマー病では，生活障害が目立たないことがしばしばあることを認識しておくべきである．なぜならば認知症に進展しても軽度の段階では日々の生活のなかで習熟した日常行為に破綻をきたすことが少ないからである．たとえば，何十年も行ってきた料理や掃除，洗濯などの日常生活動作は軽度認知症の段階では損なわれることが少ない．高齢者は，特定のまとまった生活能力を行使しなくても日常生活を過ごせることがほとんどであろう．それらの点から，定職を持たない高齢アルツハイマー病患者では，軽度の段階において生活障害が目立たないことが多いのである．抗アミロイドβ抗体薬治療を見据えた診療では，生活障害がないことイコール認知症ではない，との考えかたを採るべきではない．以下に著者が経験した事例を提示する．80代前半，女性で運転免許更新の際に受検した認知機能検査が12点であった．他院を受診したがHDS-Rは12点で記憶障害や見当識障害を中心に広範な認知機能障害を呈し，脳SPECT検査でアルツハイマー病に特徴的とされる両側頭頂葉後部と後部帯状回の血流低下がみられていたにもかかわらず日常生活動作が自立していることから，認知症には進展しておらず軽度認知障害との病名で診断書が作成されていた．この診断書では公安委員会は認知症の有無を判断できないとされ疑義事例として著者に臨時適性検査の依頼があった．そこで著者が診療を行ったが，患者は独居で付き添いの同居していない嫁は，日常生活の様子はわからないが独居生活に支障はないと思うと述べていた．おそらく，前医はこの発言を重視し日常生活は自立していると判断したものと思われる．しかし，HDS-Rが12点しか獲得できない患者が日常生活に支障をきたしていないとは到底考えられない．生活障害がないとの家族らの情報を鵜呑みにせず，医師として認知症の有無を総合的な視点から慎重に判断すべきである．軽度の段階では，日常生活に支障がみられないあるいは周囲が支障を感じないことがある点を踏まえて認知症の早期診断を心がけるべきである．

第2章　実臨床から考えるアルツハイマー病診断への道筋

🖋 診断のためのワンポイントアドバイス

　抗アミロイドβ抗体薬治療を見据えた診療では，生活障害がないことはアルツハイマー病を除外することにならない！　軽度アルツハイマー病では，生活障害が目立たないことも少なくない．

⑤ 一部の患者では，もの盗られ妄想や暴力行為，徘徊などの行動・心理症状BPSDに家族が困って医療機関を受診してくる場合もある．ただし，これらの患者であっても病歴を詳細に辿っていくと行動・心理症状BPSDの出現以前にしまい忘れやおき忘れなどのもの忘れ症状に気づいていたが年齢に伴うものとして片付けられていたことが少なくない．要するにもの忘れ症状ではなく家族が困る行動・心理症状BPSDが医療機関受診の動機になっている事例である．行動・心理症状BPSDを主訴に受診してくる患者の場合には，健常者との鑑別は容易であるがアルツハイマー病以外の認知症疾患，特にレビー小体型認知症あるいはその他の精神疾患との鑑別が重要になってくる．パーキンソン症状の有無や精神疾患の既往などに注意しながら鑑別診断を進めていく．

⑥ 詳細な病歴聴取だけで認知症の有無を判断することは概ね可能である．前述の4つの症状（記憶障害と日時に対する見当識の混乱，易怒性，自発性の低下・意欲の減退）に加えて日常生活で明らかな支障（たとえば，料理ができなくなった，使い慣れているはずの電子レンジの使い方がわからない）が観察されるときには，アルツハイマー病を疑うことは容易といえる．また，もの盗られ妄想や暴言，暴力行為，徘徊などの行動・心理症状BPSDが目立つタイプでは診断はより容易といえる．一方で，病歴で記憶や見当識の低下が疑われるにもかかわらず，家族が生活障害はないと述べるときには診断に苦慮することになる．この群には加齢に伴うもの忘れや軽度認知障害の患者もいれば，軽度アルツハイマー病に進展している患者も含まれていると考えるべきである．アルツハイマー病が軽度の段階の場合，生活障害が目立たないことがあるからである．抗アミロイドβ抗体薬治療を見据えた診療では，この生活障害が目立たないあるいは家族がその存在に気づいていない患者，すなわち軽度アルツハイマー病をいかに診断するかがキーポイントになる．

2. 問診・診察をどう進めていくか

　病歴聴取に続いて患者への問診に移るが，診療時間が制限されているなかでいかに効率よく問診を行うかがポイントになる．**表8**に認知症を判断する際にしばしば使用される問診の項目と患者の回答に対する判断目安を示した．

① 年齢や誕生日を全く答えることができないときには認知症は相当進んでいると判断してよい．この場合には以下の問診を行っても回答することができないので，この段階

表8　問診の内容と判断の目安

問診内容	判断の目安
年齢・誕生日	中等度までのアルツハイマー病では正答可能なことが多い これが答えられないときには高度の認知症と判断する
何月何日	月を答えることができなければ，アルツハイマー病を考える 日は健常高齢者でもしばしば誤答することがある
曜日	曜日の正否は判断材料としてあまり役に立たない 健常高齢者でもしばしば間違えることがある
季節	答えることができないあるいは誤答するときには認知症を考える
ここはどこ	慣れた医院・クリニックでは正答可能なことが多い
夕飯の内容	とんちんかん，的外れの答えを述べるときには認知症 いろいろ，いつもと同じなどの答えをするときには認知症を疑う 考えようとしないときにも認知症を疑う　健常高齢者は真剣に考える
最近の出来事	述べることができないときには認知症かな？と考える
同居家族の人数	答えられない，混乱する場合には認知症を考える
子どもや孫の人数	子どもの人数や性別，居住地，孫の人数で混乱する場合，認知症を考える

で問診を中止してもよい．

② 診察日の年月日，曜日を尋ねることもよく行う問診であるが，認知症に進展していない高齢者でも日や曜日を誤答あるいは答えられないことが少なくない．なぜならば，高齢者は日や曜日に拘束された生活をしていないのでこれらを意識していないからである．月を誤答するあるいは答えることができないときには認知症を疑うようにしたい．

③ 月日や曜日を答えることができないときには，「今の季節は，春，夏，秋，冬のどれでしょうか」と季節を尋ねてみる．季節を誤答あるいは答えることができないときには認知症と判断してよい．

④ 場所に対する見当識の評価として現在の居場所を尋ねることが多いが，通院している医院・クリニック，病院名は認知症が進んでいても割に正答できることが多い．病院名などを答えることができないとき，「初めて来たので病院名は気にしていなかった」，「家族に連れられてきたので名前を意識していなかった」などと取り繕いの言動がしばしばみられるが，場所に対する見当識が低下をしていると考えるべきである．

⑤ 前日の夕食あるいは当日の昼食の内容を尋ねた際，認知症患者では「いろいろ食べた」，「前日の残り物だった」，「おいしくいただきました」などと答えることが少なくない．実は食事の内容を覚えていないので，取り繕いの回答をしながらその場をやり過ごそうとするのである．「食事に関心がないのでわかりません」，「年金暮らしなのでたいした物は食べていません」などと述べる認知症患者もみられる．また，真剣に考えず「わかりません」，「忘れました」と間髪を入れず答える患者もみられる．考え不精というべ

き態度である．認知症に進展していない高齢者では，想起しようと努力する態度が観
察される．考えようとしない態度は認知症を考えるべき要因である．診察当日の朝食
の内容を質問するのは避けたほうがよい．なぜならば，朝食は毎日ほとんど決まった
内容，たとえば，ご飯に味噌汁，漬物あるいはパンとコーヒー，サラダのように変わ
りない食事内容のことが多いので比較的正答できる場合が多いからである．朝食の内
容の確認だけで認知症の有無を判断することはできないというべきである．

⑥ 患者が関心や興味をもった最近の社会的な出来事について尋ねるのもよい．「最近の出
　 来事でなにか気になること，印象に残ったことを教えてください」と尋ねるとよい．患
　 者の記憶や社会的な関心への低下を評価できるかもしれない．

⑦ 現在，同居している家族の人数や続柄，子どもの人数や性別を正確に答えることがで
　 きる患者でも，同居していない子どもの居住地や孫の人数，その性別を尋ねると，認
　 知症が進行している場合には回答に混乱や戸惑いを示すことが少なくない．

　問診で認知症と判断できる絶対的なものはない．そのなかで自身の年齢や生年月日，診
察日の月あるいは季節を答えることができないときには認知症に進展している可能性が高
いと判断できる．前述の質問をいくつか組み合わせて問診を行い，その回答の適否を検討
することになるが，そのときに患者が示す態度や様子を観察することも忘れないようにし
たい．もの忘れをしますかとの問診に対して，「もの忘れなどは全くしない，以前と変わ
りはない」と言ったり，「私は認知症ではない」と強く否定したりするときには，認知症で
みられる病識の欠如あるいは自己の能力低下に対する深刻感の欠如を疑うようにしたい．
前述したように認知症患者では取り繕い反応がしばしばみられる．また，問診に対して付
き添いの家族のほうを振り向いて「どうだったかね」，「そうだったよね」などと同意を求
めたり代わりに回答を求めたりする態度が観察される．Head turning sign：HTS（頭部
振り返り現象）と呼ばれるものである．HTSは，健常者でもみられることはあるが，アル

表9　病型別にみた頭部振り返り現象（HTS）の出現頻度

病　型	あ　り	な　し	計
アルツハイマー病	137 46.3%	159 53.7%	296 100.0%
レビー小体型認知症	6 30.0%	14 70.0%	20 100.0%
血管性認知症	0 0%	11 100%	11 100.0%
健常者	8 14.3%	48 85.7%	56 100.0%
計	151 39.4%	232 60.6%	383 100.0%

（八千代病院　愛知県認知症疾患医療センターのデータ）

ツハイマー病患者では半数近くに観察される現象である（**表9**）．患者が医師に対して話している内容に対して，家族が「そうではないでしょう」，「間違えたことを言わないで」などと横から割り込んで患者の意見を否定する場面がみられるのも認知症を考えさせるものである．認知症に進展した患者の事実誤認の発言に対して家族がそれを否定するのである．これらの態度や様子がみられるときには，認知症，特にアルツハイマー病を疑うようにしたい．

3. 神経心理検査（認知機能検査）

認知機能は，記憶や見当識をはじめとして多彩な領域に及ぶが実臨床で認知症，特にアルツハイマー病を診断するためにしばしば利用されている神経心理検査は，MMSE やHDS-R，ADAS-J cog.，FAB，MoCa-J などであろう．いかなる神経心理検査を実施するかは各自の判断でよいが，認知症を専門としないかかりつけ医・非専門医のクリニック・医院では，MMSE あるいは HDS-R がスタンダードな検査であろう．2018年の診療報酬改定によって両者は単独で80点の保険点数が認められている．認知症専門医療機関では，さらに複雑な操作と認知処理が求められる神経心理検査を多数実施しているのであるが，しばしば利用される ADAS-J cog. は450点の保険点数になっている．神経心理検査の結果を解釈する際に重要な点は，総得点の多寡だけで認知症の有無を判断してはならないことである．**表10**は，アルツハイマー病と診断した患者に実施された MMSE ならびに HDS-R の総得点の分布を年齢層別に検討を行った結果である．MMSE をみると，患者の年齢層が低くなるほどその総得点で24点以上（非認知症の範囲）を獲得できる患者が増えていることがわかる．年齢層が若いほどアルツハイマー病と診断される患者でも24点以上を獲得できる患者が一定数以上存在することは明らかである．HDS-R では，この傾向がより顕著にみられ，74歳以下では3割以上で21点（非認知症の範囲）を獲得している．著者の施設では，神経心理検査としてこれら以外に ADAS-J cog. ならびに FAB，WMS-R，NPI，日常生活動作の評価（PSMS，IADL），時計描画テスト CLOX，RCPM などを実施したうえで総合的に認知症の有無を判断している．これらの事実を考えると，年齢層が下がるほど MMSE あるいは HDS-R の総得点の多寡のみでアルツハイマー病の診断を下すことが難しいことがわかる．つまりいずれの検査でも非認知症とされる総得点を獲得していても認知症に，おそらく軽度アルツハイマー病に進展している患者が存在することを理解しておくことが必要である．MMSE あるいは HDS-R を認知症診療に使用する際，認知症疑いと判断される総得点をかなり下回る場合には認知症と判断して大きな誤りはないといえるが，総得点が非認知症の範囲に位置するからといって認知症を除外してはならないということである．アルツハイマー病の一部では，非認知症と想定される総得点を獲得できる患者が少なからず存在することを理解して診療を進めるべきである．

表10A　アルツハイマー病におけるMMSEの総得点分布

n＝3,429

総得点	59歳以下 n＝24	60-69歳 n＝180	70-74歳 n＝427	75-79歳 n＝893	80-84歳 n＝1,125	85-89歳 n＝685	90歳以上 n＝95
30	0	0	0	1	0	0	0
29	0	1	1	0	3	0	0
28	1	3	1	7	5	1	0
27	2	7	5	11	7	1	0
26	1	6	14	23	10	10	1
25	1	6	15	24	23	20	2
24	2	11	21	46	39	13	3
23以下	17	146	370	781	1,038	640	89
24以上の頻度(%)	29.2	18.9	13.3	12.5	7.7	6.6	6.3
総得点平均	19.9±5.4	19.1±5.7	18.5±5.0	18.9±4.6	17.9±4.7	17.3±4.5	15.9±4.4

（八千代病院　愛知県認知症疾患医療センター 2008年4月から2023年9月までのデータ）

表10B　アルツハイマー病におけるHDS-Rの総得点分布

n＝3,053

総得点	59歳以下 n＝19	60-69歳 n＝150	70-74歳 n＝360	75-79歳 n＝800	80-84歳 n＝996	85-89歳 n＝640	90歳以上 n＝88
30	0	0	0	0	0	0	0
29	1	1	0	0	2	0	0
28	1	3	2	1	5	1	0
27	0	6	5	13	13	2	0
26	0	4	9	12	11	6	0
25	1	4	12	18	16	5	3
24	2	6	18	21	19	10	1
23	1	14	22	37	38	19	1
22	1	3	21	44	48	21	1
21	1	8	25	61	68	39	1
20以下	11	101	246	593	776	537	81
21以上の頻度(%)	42.1	32.7	31.7	25.9	22.1	16.1	8.0
総得点平均	18.3±6.6	18.0±5.9	17.5±5.3	17.2±4.9	16.5±5.1	15.3±5.0	14.1±4.8

（八千代病院　愛知県認知症疾患医療センター 2008年4月から2023年9月までのデータ）

　病歴聴取の段階では詳細な生活能力を尋ねることは難しいので神経心理検査のなかに日常生活動作を評価する検査を組み入れて検討することも必要である．日常生活動作は，基本的日常生活動作と手段的日常生活動作に大別される．さらに社会的活動や就労などを遂行する高度な日常生活動作も想定されるが，認知症診療では高齢者が対象になることが多いのでこの高度な日常生活動作を評価する必要性は低い．著者のもの忘れ外来では，基本的日常生活動作を評価する検査としてPSMS（physical self-maintenance scale），手段的

日常生活動作の評価にはIADL（instrumental activities of daily living）を採用している．ここでは，この2つの評価法を用いたアルツハイマー病患者の日常生活動作について解説する．PSMSは，排泄と食事，着替え，身繕い（身だしなみ，髪・爪の手入れ，洗髪など），移動能力，入浴の6項目を評価する．1から5までの5段階で評価するが，本人だけであるいは介助なしにこれらの動作を遂行できる場合に日常生活障害がない（自立）と判断される．図12は，アルツハイマー病の重症度に関係なくPSMSを評価できた1,290名についての結果を示したものである．移動能力を除く基本的日常生活動作は重症度に関係なく比較的保たれていることがわかる．IADLは，電話の使い方ならびに買い物，食事の支度

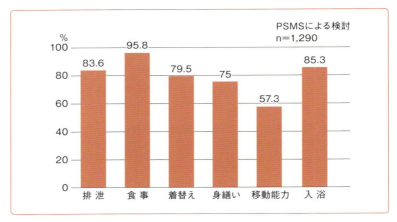

図12　アルツハイマー病における基本的日常生活動作の自立度
（八千代病院　愛知県認知症疾患医療センターのデータ）

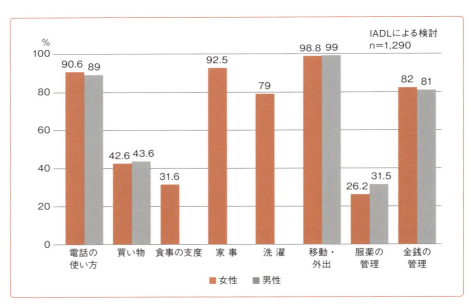

図13　アルツハイマー病における手段的日常生活動作の自立度
食事の支度と家事，洗濯は女性患者のみでの評価
（八千代病院　愛知県認知症疾患医療センターのデータ）

（女性のみ回答），家事（女性のみ回答），洗濯（女性のみ回答），移動・外出，服薬の管理，金銭の管理のなかで女性では8項目，男性では5項目が評価される．図13は，IADLで評価を行った1,290名を性別に検討した結果である．男女ともに買い物と服薬の管理で自立できていないことがわかる．さらに女性では食事の支度での自立の割合が低いことが明らかになっている．

4. 脳画像検査を診断にどのように利用するか

① 認知症診療では，頭蓋内の器質的疾患の有無を確認するあるいは治療可能な認知症を除外するために脳形態画像検査である頭部CTスキャンやMRIの実施は不可欠である．わが国におけるCT装置やMRIの設置数を考えると，これらの検査を実施することはそれほど困難ではない．注意しなければならないことは，脳形態画像検査で認知症の有無を判断することはできないし判断をしてはならない点である．脳形態画像検査でびまん性脳萎縮があるから，あるいは海馬の萎縮が目立つからアルツハイマー病であると安易に診断してはならないことを心がけておくべきである．「MRI検査を受けたが，脳萎縮が目立たないので年齢に伴うもの忘れでしょう」，「脳萎縮が目立つからアルツハイマー病の可能性が高いですね」などと他院で言われたとして著者の外来を受診してくる患者がみられる．しかしながら，著者の診察結果では，脳萎縮は目立たないが認知症に進展していたり，脳萎縮は目立つがまだ認知症に進展していなかったりする患者をしばしば経験する．脳形態画像検査は，頭蓋内の器質的疾患や治療可能な病

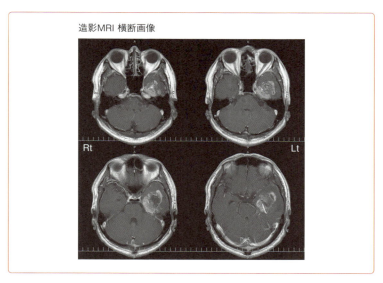

図14 50代後半，男性，もの忘れを主訴に受診し脳腫瘍が判明した事例のMRI
左側頭葉に不規則に造影される占拠性病変が観察され神経膠腫と考えられる．

態を除外するために実施する検査であること，およびこの検査によって認知症の有無を判断してはならないことを認識しておきたい．図14は，50代後半，男性で1年前から言葉がスムーズに出てこない，しまい忘れやおき忘れが目立ってきたことから認知症ではないかと心配し受診してきた患者の造影MRIである．左側頭葉に神経膠腫と考えられる占拠性病変が存在していることが明らかになった．本事例を経験すると，病歴や問診・診察からアルツハイマー病ではないかと判断しても必ず脳形態画像検査を実施すべきであることがわかる．

② 抗アミロイドβ抗体薬が登場する以前には脳機能画像検査として脳SPECT検査が利用されてきた．アルツハイマー病では，両側あるいは一側の頭頂葉後部と後部帯状回から楔前部における血流低下が特徴的な所見とされ，これらの領域での血流低下を根拠にして実臨床ではアルツハイマー病の診断が下されてきた（図15）．これらの領域の血流低下はアルツハイマー病に比較的特異的に出現することは間違いないが，実臨床では，健常高齢者やその他の疾患でも出現する可能性があることを忘れないようにしたい．図16は，仕事中にぼーっとしていることが多くなったとの主訴でもの忘れ外来を受診してきた40代後半，男性である．アルツハイマー病と類似した血流異常を示していたが，諸検査の結果，HIV脳症と判明した患者である．アルツハイマー病以外の疾患や病態であっても後部帯状回から楔前部にかけて軽度の血流低下を示す場合がみられることがあるので注意したい．2023年12月にアミロイドβ病理を可視化できるアミロイドPET検査が保険適用を取得したことから，今後は，必要に応じてアミロイド

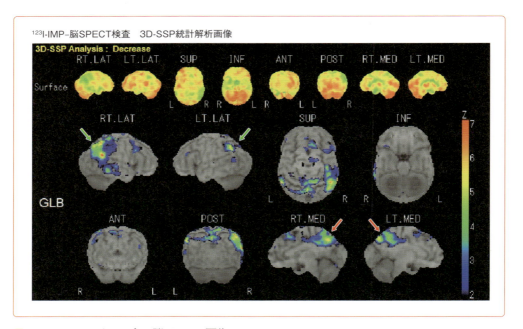

図15　アルツハイマー病の脳SPECT画像
頭頂葉後部（緑矢印）と楔前部・後部帯状回（赤矢印）で有意な血流低下が観察される．アルツハイマー病に特徴的な血流異常である．

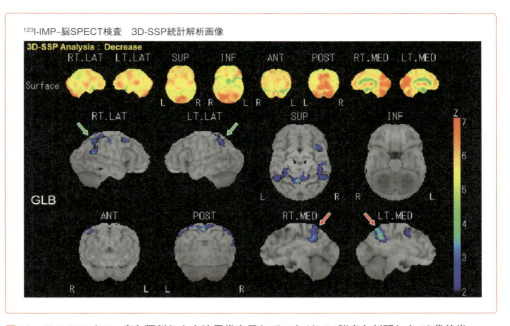

図16 アルツハイマー病と類似した血流異常を示していたがHIV脳症と判明した40代後半，男性，脳SPECT検査
頭頂葉後部（緑矢印）と楔前部（赤矢印）で軽度の血流低下が観察される．
アルツハイマー病の血流異常に類似している．

PET検査を実施することが可能である．ただし2024年12月の時点では抗アミロイドβ抗体薬治療の適否を判断する目的でアミロイドPET検査を実施する場合に限って保険給付が認められるとの制限を課されているのでこの検査を診断のために無条件に実施できるわけではない．今後は脳SPECT検査とアミロイドPET検査の使い分けをどうするかの問題も生じる．この問題については次章で詳細に検討する．

③ 病歴や問診・診察，神経心理検査から認知症の原因疾患を同定できない事例を実臨床ではしばしば経験する．たとえば，脳血管障害後に認知症症状がみられてきたとき，血管性認知症なのかあるいは脳血管障害を契機にしてアルツハイマー病が顕在化してきたのかに迷う事例がある．脳SPECT検査では，血管性認知症は前頭葉領域での血流低下が特徴とされる（図17）．しかし，それだけではアルツハイマー病を除外する確たる根拠にはならない．そこでアミロイドPET検査を実施することでアミロイドβ病理の有無を確認することが必要になるのではないだろうか．アルツハイマー病を疑うが幻視らしい症状を訴える患者ではレビー小体型認知症の可能性を除外する必要性が生じる．レビー小体型認知症では，血流異常が後頭葉，特に内側部に進展していることが特徴とされる（図18）．典型例では臨床像から両者の鑑別は容易であるが，鑑別が困難な場合には，最近は血流異常を観察する脳血流SPECT検査よりもドパミン代謝異常を可視化するドパミントランスポーターシンチグラフィーや自律神経障害を評価する123I-MIBG心筋シンチグラフィーを施行されることが多い．しかし，これらの検査に

よってレビー小体型認知症の診断を下すことはできてもアミロイドβ病理の合併を除外することはできない．

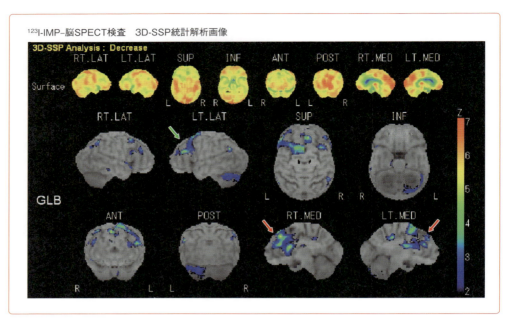

図17 多発性ラクナ梗塞による血管性認知症と診断された70代前半，男性，脳SPECT検査
左前頭葉（緑矢印）と内側前頭葉（赤矢印）に血流低下がみられる．
血管性認知症に特徴的とされる血流異常が観察される．

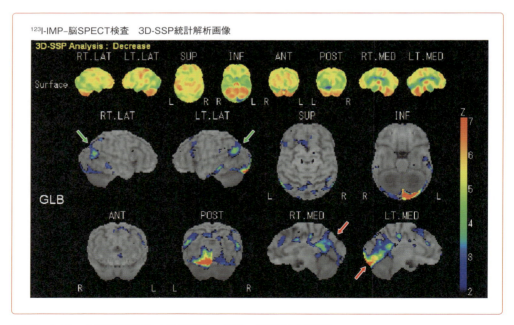

図18 レビー小体型認知症，70代後半，男性，脳SPECT検査
頭頂葉後部から後頭葉（緑矢印）と後頭葉内側部（赤矢印）で血流低下が観察される．
血流異常が後頭葉まで波及するのはレビー小体型認知症の特徴である．

第2章　実臨床から考えるアルツハイマー病診断への道筋

5. アルツハイマー病の臨床診断への道筋―結論

　当然のことではあるが認知症診療では臨床診断が容易な事例と臨床診断に苦慮する事例に大別される．前者は，アルツハイマー病として典型的な病歴と臨床症状を示し，神経心理検査で認知症の範疇に位置し，さらに脳形態画像検査でびまん性脳萎縮以外に局在病変を持たない事例である．言い換えると，アルツハイマー病が進んだ病期の事例といえる．認知症は，重症度が進むほど診断しやすいことから，臨床診断が容易な事例は進んだアルツハイマー病ということができる．具体的には日常生活に支障をきたしてくる中等度以降に進展したアルツハイマー病に該当する．一方，臨床診断に苦慮する事例は，認知症が軽度の段階に位置する事例やアルツハイマー病として典型的な病歴や臨床症状を呈していない事例である．臨床診断に苦慮する事例をいかに正確に診断していくかが課題であるが，実臨床ではなかなか難しい問題でもある．以下に典型的なアルツハイマー病の2事例を提示する．いずれもアミロイドPET検査でアミロイドβ病理の存在を確認している事例である．

事例1　病歴と問診・診察，神経心理検査で典型的なアルツハイマー病の病像を示す70代後半，女性

　2年前，免許更新の際の認知機能検査で認知症のおそれありと判定され，近医にて軽度認知障害との診断を受けている．1年前頃からおき忘れが目立ち始め鍵や携帯電話の紛失がしばしばみられる．その日の予定をメモしていないと忘れてしまう．買い物で同じ物を買ってくることがある．夕食作りは患者の担当であるが，週に2，3回同じ料理が出てくる，味付けが濃くなってきた，味噌汁の具材を時々入れ忘れている．易怒性はないが日中うとうとしていることが多い．買い物で小銭を使わず紙幣を出すことが多い．問診では，診察日の年月日や曜日は正答できていたが病院名を答えることができなかった．前日の夕食の内容を尋ねると，「夜は私が作ったはずだが，なんだったか」と想起できなかった．同居している家族構成や子どもの人数，その居住地は正答できていた．最近の重大な出来事や関心のあったニュースを尋ねたが「あまり，覚えていない」と答えていた．神経心理検査では，MMSEは25点，HDS-Rは21点，ADAS-J cog.は17点，FABは9点，WMS-Rは7点（70〜74歳では18.5±7.5が基準値）であった．MMSEとHDS-Rにおける3単語の遅延再生課題は，それぞれ0点，2点であった．日常生活動作を評価するPSMSとIADLでは該当する項目はなかった．MRIでは，びまん性脳萎縮のみで局在病変は観察されなかった．海馬傍回の萎縮を評価するVSRADでは，萎縮の程度は1.71であった（関心領域内の萎縮がややみられる）．

事例2　独居で生活障害が目立ってきた70代後半，女性

　近くに息子夫婦が住んでいるが患者は独居である．初診の半年前に夫は死亡しているが同じ料理しか食べさせてもらえなかったと生前に述べていた．1年前から電話をした

ことを忘れたり難しい話を理解できなかったりしていたが年齢のせいかと思っていた．夫の死亡後，もの忘れ症状がより目立つようになり，夫の葬儀の案内状を破棄してしまった，料理を全くしなくなった，買い物の支払いで戸惑いがみられる，毎日必要のない洗濯をするなど日常生活に支障が出てきている．問診では，年齢や生年月日，診察日の年月日や曜日，夫の死亡時期，子どもの人数や性別は正答できていた．前日の夕食の内容を尋ねるとあやふやな回答をしていた．3単語の遅延再生では自発的にひとつしか想起できず，ヒント提示でも残りの2つを想起することができなかった．100から7を順次引いていく課題では，79以降で引いている数を忘れていた．神経心理検査では，MMSE は24点，HDS-R は21点，ADAS-J cog. は12点，FAB は6点，WMS-R は4点（70〜74歳の基準値は18.5±7.5点）であった．MMSE と HDS-R の3単語の遅延再生課題は，それぞれ1点，2点であった．IADL では買い物と食事の支度，服薬管理が自立できていなかった．MRI では，びまん性脳萎縮のみで局在病変は観察されなかった．海馬傍回の萎縮を評価する VSRAD では，萎縮の程度は1.67であった（関心領域内の萎縮がややみられる）．

いずれの事例も記憶障害から始まり，病歴では生活障害の存在は明らかであり，神経心理検査や脳画像検査の結果から典型的なアルツハイマー病であると診断を下すことができる．

6. 治療の視点から

アルツハイマー病との診断がなされた後，薬物療法や介護を含む非薬物療法が開始されることになるが，診断後の薬物療法として症状改善薬しか選択肢がなかった時代と比して，現在はアルツハイマー病による軽度認知障害あるいは軽度認知症では抗アミロイド β 抗体薬の使用が可能になっているので認知症の重症度判定がより重要になってきているといえる．軽度の段階と判断されたアルツハイマー病患者では，抗アミロイド β 抗体薬治療が視野に入ることになるがそれを適用するにはハードルがかなり高い．一方，認知症がすでに中等度以降に進展している患者や抗アミロイド β 抗体薬治療の適用から外れる軽度アルツハイマー病患者では，従来から使用されている症状改善薬の使用を考慮することになる．

第3章

アミロイドPET検査を
どのような患者に利用したらよいか

　アミロイドβ病理を可視化するアミロイドPET検査は2023年12月20日にレカネマブの発売とともに保険適用が取得されたのであるが，保険給付上の注意として「レカネマブ製剤の投与の要否を判断する目的でアミロイドβ病理を示唆する所見を確認する場合に限り，保険適用される」と規定され，その使用に大幅な制限を課されている．2024年11月にはドナネマブ製剤にも保険適用が認可された．つまり，抗アミロイドβ抗体薬治療を希望する患者が最適使用推進ガイドラインに規定されるMMSEとCDRなどの選択基準をクリアした場合に保険適用をされるということである．言い換えると，患者の背景にアミロイドβ病理が存在しているのか否かの診断目的だけではアミロイドPET検査を保険内診療として利用することができないということである．本章では，この保険給付上の制限とは別に認知症診療を進めるなかでどのような病態の患者にアミロイドPET検査を実施したならば臨床診断に有益な情報が得られるのかについて事例を通じて考えていきたい．

1. アミロイドPETイメージング剤の適正使用ガイドラインの考え

　関連学会合同による「アミロイドPETイメージング剤の適正使用ガイドライン改訂第3版」[1]が2023年9月21日に公表されている．このガイドラインでは，アミロイドPET検査の結果を判断することで適切な治療に繋がる場合に適用が考慮されると端的に述べている．具体的には，① 臨床症状が非定型的であり，適切な治療のために確定診断を要する認知症事例（たとえば，アルツハイマー病と前頭側頭葉変性症との鑑別が必要な場合），② 発症年齢が非定型的（65歳未満の発症）であり，適切な治療のために確定診断を要する認知症で血管性認知症を除外できる事例，③ 軽度認知障害または軽度認知症があり，背景としてアルツハイマー病が疑われるが疾患修飾薬のために確定診断を要する事例の3点を挙げている．一方，不適切な使用として**表11**に挙げる事例を提示している．このなかで（2）に挙げられている「症状・経過が典型的であり，アルツハイマー病の臨床的診断が明らかであるが，疾患修飾薬治療の対象であるかどうかの判定目的ではなく，診断の確認のみを目的とする場合」については不適切な使用と言い得るだろうか．臨床診断基準を踏まえたうえで臨床像からアルツハイマー病と診断をした患者のなかに非アルツハイマー病が少なからず含まれることは，過去の抗認知症薬開発の臨床試験や神経病理学的検討を基にした文献にてしばしば指摘されていることである．たとえば，臨床診断基準でアルツハイマー病疑いと診断された526名の神経病理学的検討では88名（16.7%）がアルツハイマー病に該当しないと報告されている[2]．この結論に従うと，実臨床でアルツハイマー病と診断した患者6名にひとりは実はアルツハイマー病ではなかったことになる．この点を考えると，臨床像からアルツハイマー病と診断した事例であってもアルツハイマー病ではない患者が相当数含まれることになる．また，患者や家族はより正確な診断名を知りたいと希望していることも少なくない．臨床像からアルツハイマー病が疑われるとの医師からの診断名を聞くだけではなく，本当にその病気なのかを家族が確信したいと考える場合も

表11　アミロイドPET検査を実施することが不適切な使用例

（1）進行した高度認知症の症例
（2）症状・経過が典型的であり，アルツハイマー病の臨床的診断が明らかであるが，疾患修飾薬治療の対象であるかどうかの判定目的ではなく，診断の確認のみを目的とする場合
（3）無症候者に対するアルツハイマー病の発症前診断
（4）認知症の家族歴を有している，アポリポ蛋白E遺伝子（*APOE*）ε4アリルの保有者であるというだけの理由
（5）自覚的なもの忘れなどを訴えるが客観的には認知機能障害を認めない場合
（6）アルツハイマー病の重症度の判定
（7）医療以外の目的（雇用時健康診断や保険契約目的など）
（8）検査結果のもたらす心理的・社会的影響について配慮ができない場合

（日本核医学会など監修：アミロイドPETイメージング剤の適正使用ガイドライン改訂第3版.
2023年9月21日より一部語句を変更して作成）

あるだろう．アルツハイマー病と診断した医師がより確実な診断根拠を求めたい場合や患者や家族がより確実な診断根拠を求めている場合，あるいは主治医が自身の診断に少しでも疑念を抱く場合には抗アミロイドβ抗体薬治療の対象外であってもアミロイドPET検査を実施してもよいのではないかと思われる（もちろん，現時点では保険診療内で実施をすることはできないが）．

2. アミロイドPET検査でアミロイドβ病理の有無を判断する目安

わが国において商業ベースで使用できるアミロイドPET検査診断薬は，^{18}F-フルテメタモル（ビザミル®）と^{18}F-フロルベタピル（アミヴィッド®）の2製剤である．ビザミル®は，カラーで読影することが認められている製剤であり，カラースケールとしてソコロフ（Sokoloff）あるいはレインボー（Rainbow），スペクトル（Spectrum）で読影し，灰白質と白質のアクティビティを比較，検討する．フルテメタモルの集積が低いほうから青，緑，黄，オレンジ，赤の順に色調が変化することでアミロイドβ蓄積の密度を視覚的に観察できる．通常，本剤1バイアル（120〜370 MBq）を静脈内投与し，投与60〜120分後に撮像を開始する．投与量185 MBqにおける標準的な撮像時間は20分間である（370 MBqでは10分，120 MBqでは30分とされる）．結果は，アミロイド陽性あるいは陰性の2分法で判断される（図19）．ビザミル®のカラースケールとして，アミロイドβ蓄積がなしから低密度では主に青から緑で表示され，中密度から高密度では主に黄色から赤で表示される．画像は，脳の部位を前頭葉と後部帯状回・楔前部，頭頂葉と島皮質，外側側頭葉，線条体の5つの領域に分けて観察し，それぞれの領域で正常あるいは異常との判断を行う．5領域にひとつでも異常（陽性）があれば，診断はアミロイド陽性になる．一方，5領域い

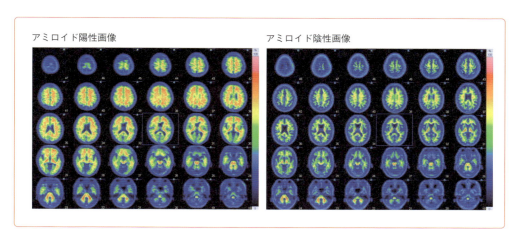

図19 アミロイドPET検査におけるアミロイド陽性と陰性
フルテメタモル横断画像

ずれも正常(陰性)の場合にはアミロイド陰性と判断される．アミロイド陽性はアミロイド斑(老人斑)が中から高密度であることを意味しており，一方，アミロイド陰性はアミロイド斑がわずかに存在するかあるいは存在しないことを示唆しており，アルツハイマー病の診断に該当しないことを示している．

アミヴィッド®として370MBqを静脈内投与し，投与30分後から50分後までに撮像を開始する．撮像時間は10分間である．

注意点としてアミロイドPET検査診断薬は，アミロイド斑(老人斑)ばかりではなく，脳血管アミロイドにも集積するので，そのどちらに集積しているのかをPET画像のみから判断することは困難とされる．つまり，脳アミロイドアンギオパチーを除外する必要性が求められる．

3. 抗アミロイドβ抗体薬治療における アミロイドPET検査の利用のしかた

アミロイドPET検査は，レカネマブならびにドナネマブ治療を前提として保険内診療が許可されており，2023年12月の添付文書改訂では治療開始前にアミロイドβ蓄積の有無を評価するときに1回だけの検査が保険適用になるとされていたが，2024年8月の添付文書改訂でビザミル®ならびにアミヴィッド®いずれも抗アミロイドβ抗体薬投与後の脳内アミロイドβの変化を確認する目的でも使用が可能になってきた．つまり，治療開始前を含めてアミロイドPET検査を複数回実施しても保険適用が許可されるように変更された．ビザミル®ならびにアミヴィット®いずれの添付文書も2024年11月の改訂によって保険給付上の注意として，「本剤は，効能又は効果として『アルツハイマー病による軽度認知障害及び軽度の認知症の進行抑制』を有する医薬品に係る厚生労働省の定める最適使用推進ガイドラインに沿って実施される，アミロイドPET検査に使用される場合に限り，保険適用される」との文言が付記されている．この注意書きに従うと，レカネマブは，治療開始前に1回のみアミロイドPET検査が実施することができる(治療開始以降にアミロイドPET検査を実施することは保険給付上できない)．ドナネマブの場合はやや複雑である．治療開始前に実施したうえで最適使用推進ガイドラインによると治療開始12か月の時点でアミロイドβプラーグ除去の有無を確認するために2回目のアミロイドPET検査を実施することができる．仮にアミロイドβプラーグの除去が確認できた場合には，ドナネマブ投与を完了することと記載されている．さらに18か月後にもアミロイドPET検査を実施することができ，この時点でアミロイドβプラーグ除去の有無を再度確認し，以降も継続するか否かの判断材料にするとされている．つまり，ドナネマブ治療の場合には合計3回までアミロイドPET検査を実施することが可能になっている．

4. 実臨床からみたアミロイドPET検査を実施する事例

　実臨床では，アミロイドPET検査は検査可能な施設が限られることや検査費用が高額なことから使用できる事例が限られること，さらに前述した保険給付上の制限を課されているのでアルツハイマー病が疑われるすべての患者に実施するわけにはいかない．ここでは事例を提示しながら実臨床でアミロイドPET検査を実施することが望ましい状況を考える．以下の事例は，いずれも抗アミロイドβ抗体薬治療の最適使用推進ガイドラインが規定する条件に合致したうえでアミロイドPET検査を実施したあるいは実施すべき事例である．

1 若年発症の認知症が疑われる事例

　65歳未満で発症する若年性認知症は，2017〜2019年に実施された調査[3]によって有病率は18歳〜64歳人口10万人当たり50.9人，総数は3.57万人と推計されている．以前の調査[4]では，若年性認知症の原因疾患として血管性認知症が最多であったが，今回の調査では，アルツハイマー型認知症（原著の記載に基づく）が52.6％で最も多く，次いで血管性認知症17.0％，前頭側頭型認知症9.4％，レビー小体型認知症／パーキンソン病による認知症4.2％の順となっている（図20）．実臨床でも若年発症アルツハイマー病を疑われる患者が受診してくることが予想される．若年発症アルツハイマー病では，発達障害やうつなどとの鑑別が必要であり誤診は絶対に許されない．そこからアミロイドβ病理の有無を確認するためにアミロイドPET検査は必須の検査といえる．

事例3　若年発症であり診断に慎重さが求められる50代前半，女性

病歴と問診・診察：40代後半からもの忘れが目立ち始め，易怒性や感情の不安定さがみ

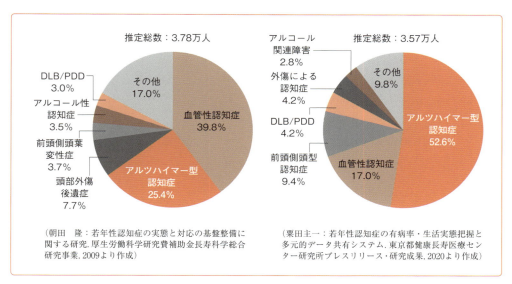

図20　わが国における若年性認知症の状況

られていた．その当時は勤務先でのストレスが大きかったのでそれが原因かと思っていた．現在，自宅内にメモが大量に存在し，使い慣れた統計ソフトの使用で混乱している，簡単な料理が多くなり外食をしたがるようになった，バレーボールで審判をしているが判断力の低下があるのではないかと指摘されたこともある．意欲の低下がみられ同じ衣服を着ていることが少なくない．買い物や洗濯，掃除などは支障なくこなしている．問診では，日にちと曜日を答えられず，3単語の遅延再生では自発的にひとつも想起できず，ヒント提示でひとつだけ想起可能であった．

神経心理検査：MMSEは27点，HDS-Rは25点，ADAS-J cog.は14点，WMS-Rは5点（55〜64歳の基準値は22.0±7.1点）であった．日常生活動作を評価するPSMSやIADLでは該当する項目はなかった．

脳形態画像検査：MRIでは軽度のびまん性脳萎縮以外に認知症の主因となる局在病変はみられない．海馬傍回の萎縮を評価するVSRADでは，萎縮の程度は0.85であった（関心領域内の萎縮がほとんどみられない）．

診断と臨床経過：家族は，日常生活に大きな支障はないと述べていたが，料理を作るのを億劫がる，使い慣れているはずの統計ソフトの使用で混乱するなどの状態が観察されたことを重視すると，神経心理検査の結果は良好であるがアルツハイマー病の可能性を否定できない．むしろアルツハイマー病の始まりを考えるべきである．まだ50代であることを考えると抗アミロイドβ抗体薬治療を目的にアミロイドPET検査を実施しアミロイドβ病理の有無を確認したうえで正確な医学的診断を下すべき事例といえる．

アミロイドPET検査（図21）：両側前頭葉ならびに後部帯状回から楔前部，線条体にフルテメタモルの高集積を認める．アミロイド陽性と判定される．

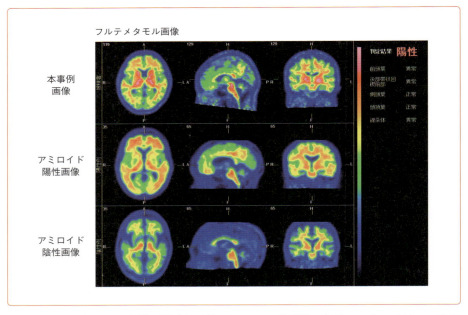

図21 若年発症であり診断に慎重さが求められる50代前半，女性，アミロイドPET検査

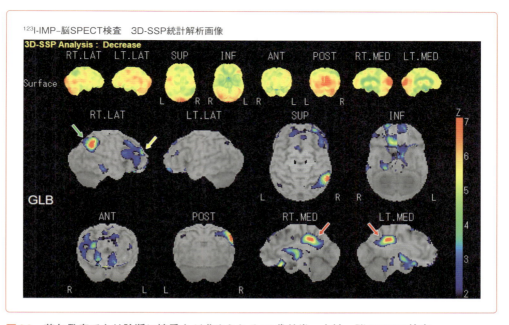

図22 若年発症であり診断に慎重さが求められる50代前半, 女性, 脳SPECT検査
右頭頂葉後部 (緑矢印) と両側楔前部・後部帯状回 (赤矢印) で有意な血流低下が観察される. 右前頭葉 (黄矢印) でも血流低下がみられる. アルツハイマー病に特徴的な血流異常である.

　仮に本事例でアミロイドPET検査を実施することができない場合, 正確な診断を担保するために脳SPECT検査を実施するようにしたい. 本事例では, 脳SPECT検査で右頭頂葉後部 (緑矢印) と両側後部帯状回から楔前部 (赤矢印), 右前頭葉 (黄矢印) で血流低下が観察され, 典型的なアルツハイマー病の血流異常を示していた (図22). 本事例のように若年発症アルツハイマー病では, ほとんどの事例で疾患特異的な血流異常が検出されるので脳SPECT検査は診断に有用といえる. 若年発症アルツハイマー病が疑われる場合, 可能な限りアミロイドPET検査を実施したいが, 抗アミロイドβ抗体薬治療の適用がない場合には脳SPECT検査を必ず実施したうえで診断を確定する努力をすべきである.

2 臨床像からアルツハイマー病を疑うが確信をもてない事例

　病歴や問診・診察からアルツハイマー病を疑うが生活障害はないと家族が述べる患者や神経心理検査で良好な成績を示す患者をしばしば経験する. このような事例では, アルツハイマー病に進展しているのかあるいは加齢に伴うもの忘れの段階に留まっているのかの判断を求められることになる. 従来このような患者では, 1年前後の経過観察後に認知症の有無を再評価する選択肢か, あるいは初診の時点で脳SPECT検査を実施し診断を下す選択肢が実施されてきた (臨床像からアルツハイマー病と診断したすべての患者に脳SPECT検査で疾患特異的な血流異常を観察されるわけではない). しかし, 抗アミロイドβ抗体薬の登場によって早期診断と治療が求められている今日, 1年前後の経過観察よりも初診の時点でアミロイドPET検査を実施し, アミロイドβ病理の有無を確認する選択肢のほうが患者や家族にとっては有益である. 仮にアミロイド陰性で抗アミロイドβ抗体薬治療

の適用がないと判明しても，医学的診断が下されることでその後の人生や生活について再検討する機会を患者や家族は得ることができる．上記のような事例ではまずアミロイドPET検査の実施を考慮し，それが不可能ならば脳SPECT検査を選択する診断手順が望ましいといえる．

事例4　病歴ではアルツハイマー病を疑うが神経心理検査は良好で生活障害が目立たない70代前半，女性

病歴と問診・診察：1年前から人名想起が困難になり，たまに同じことを何回も言うことがあった．自分と夫が持っている鍵の区別ができず，自分の鍵で玄関を閉めたのに夫の鍵を使ったと言い張っていた．ガスの消し忘れがあるので今はタイマーを使用している．料理などを含めた家事に支障はない．意欲の低下もない．診察では記憶の想起が不良で生気にやや欠けた印象を受けた．問診では，診察日の年月日や曜日，病院名，前日の夕食や当日の朝食の内容，子どもの人数や性別は正答できていた．3単語の遅延再生はいずれも自発的に想起することが可能であった．言葉の想起に時間がかかっているように感じられた．

神経心理検査：初診時，MMSEは27点，HDS-Rは28点であり，3単語の遅延再生課題に失点はなかった．ADAS-J cog.は8点，WMS-Rは19点であった．日常生活動作を評価するPSMSやIADLでは該当する項目はなかった．

脳形態画像検査：MRIでは，両側海馬を含む中等度びまん性脳萎縮が観察されるが局在病変はない．海馬傍回の萎縮を評価するVSRADでは，萎縮の程度は1.30であった（関心領域内の萎縮がややみられる）．

診断と臨床経過：初診の時点では神経心理検査の結果が良好であったこと，ならびに生活障害がないと家族が判断していることから認知症との診断には至らなかったが，図形模写課題（図23）が拙劣な点と喚語困難が目立つこと，生気に欠ける様相が観察されたこ

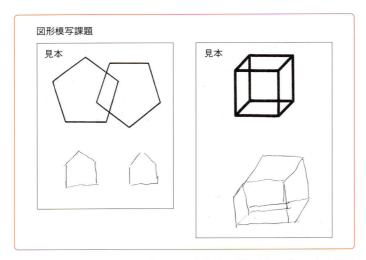

図23　病歴ではアルツハイマー病を疑うが神経心理検査は良好で
　　　生活障害が目立たない70代前半，女性，図形模写課題

とからアルツハイマー病の始まりをみている可能性を捨てきれなかった．初診時の診療録には「記憶を含む認知機能はやや低下しているのではないだろうか．アルツハイマー病のごくごく初期の可能性を否定できない．このような様相を示しながらアルツハイマー病になっていくのではないか」との記載がみられ，アルツハイマー病かなとの疑念を抱いていたことがわかる．なんらかの違和感あるいは奇異な感じを受けたのでこのような記載をしたといえる．しかし確実な診断を下すことができないので経過観察とした．2年半後の再来時の病歴では，もの忘れが以前よりもひどくなっている．自分で買った食材を誰が買ってきたかがわからない，料理の手順がわからない，趣味だった読書をしなくなった，金銭管理をしにくいようである．服薬管理ができないので夫が管理をしているとのことであった．診察では混乱や戸惑いが観察される．MMSEは22点，HDS-Rは19点，ADAS-J cog.は15点，WMS-Rは5点であった．IADLでは，買い物や食事の支度，服薬管理に支障が出てきている．この時点でアルツハイマー病と確診した．本事例では，2年半の経過にてアルツハイマー病の病像が明らかになったのであるが，初診時における患者からの印象や図形模写課題が拙劣なことからアルツハイマー病の始まりと考え，初診の時点でアミロイドPET検査を実施していればアミロイドβ病理の存在を確認できた可能性が高く，アルツハイマー病による軽度認知障害あるいは軽度認知症と診断を下すことができた事例である．

アミロイドPET検査（図24）：初診から2年半後に施行した結果では，左前頭葉，左頭頂葉，両側後部帯状回から楔前部にフルテメタモルの高集積を認め，左尾状核にも集積が疑われる．アミロイド陽性と判定された．

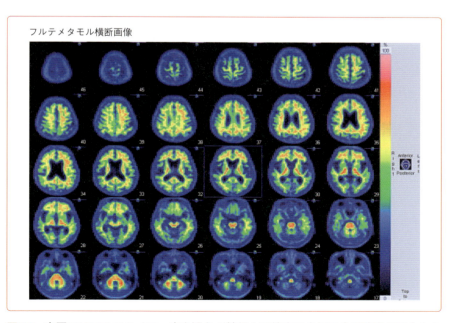

図24 病歴ではアルツハイマー病を疑うが神経心理検査は良好で生活障害が目立たない70代前半，女性，アミロイドPET検査
　　左前頭葉，左頭頂葉，両側後部帯状回から楔前部にフルテメタモルの高集積を認め，左尾状核にも集積が疑われる．

初診の時点で診断に確信をもてない場合，たとえば，病歴や問診・診察からアルツハイマー病を疑うが神経心理検査が非認知症の範疇に位置している場合や生活障害はないと家族が陳述する場合には，積極的にアミロイドPET検査を実施すべきである．アミロイド陽性ならばアルツハイマー病による軽度認知障害あるいは軽度認知症との診断に至る．しかしながら初診の時点でアミロイドPET検査を実施できアミロイド陽性であったとしても両者の鑑別には役に立たない．抗アミロイドβ抗体薬治療を受ける場合ならば両者いずれであっても保険適用があるので問題は生じないが，本治療を受けないあるいは受けられない場合，患者や家族に病名をどう伝えるかが問題になる．たとえば，自動車運転について軽度認知障害ならば慎重に運転しなさいとの指導でよいが軽度アルツハイマー病と診断したならば運転の禁忌を指導しなければならない．

📎 診断のためのワンポイントアドバイス

初診の時点でなにかおかしい，奇異な印象を受ける，アルツハイマー病の始まりではないかと感じるときには，抗アミロイドβ抗体薬治療を前提にアミロイドPET検査を実施し正確な診断を下したい．

3 妄想や幻覚などの精神症状が前景になり認知症なのか否かに迷う事例

臨床像から幻覚や妄想などの精神症状が主体となるが，その他の認知機能は比較的保たれることから，精神症状が先行する認知症なのかあるいは老年期精神障害などの精神疾患なのかで診断に悩む事例にしばしば遭遇する．このような事例の場合，詳細な病歴聴取や丁寧な問診・診察を行っても両者を鑑別できないことが多い．老年期精神障害などの精神疾患ならば治療の主体は抗精神病薬であろうが，アルツハイマー病が背景に存在する場合には抗アミロイドβ抗体薬の適用の問題が浮上する．安易に妄想性障害あるいは老年期精神障害などと診断を下すのではなく，必要に応じてアミロイドPET検査を実施しアミロイドβ病理の有無を確認すべきである．

事例5 | 妄想を主体としアルツハイマー病なのか老年期精神障害なのかの鑑別が求められる70代後半，女性

病歴と問診・診察：初診時の病歴では，夫と2人暮らしで1年前から買い物の際に紙幣で支払いをすることが多くなってきた．夫が太極拳を教えている女性と浮気をしていると訴え始め，夫に出て行けと言って物を投げつける，自宅内から施錠して夫を家に入れないようにするなどの行動が頻繁にみられている．易怒性が顕著である．家事全般について夫が指示をしないと戸惑うことが多い．買い物に時間がかかり同じ物を買ってくる，冷蔵庫内に賞味期限の切れた食材が多く残っている．

神経心理検査：MMSEは25点，HDS-Rは24点で3単語の遅延再生課題は，それぞれ1点，2点であった．ADAS-J cog.は7点，FABは4点，手段的日常生活動作を評価するIADLで食事の支度と服薬管理に支障が観察される．

脳形態画像検査：MRIでは海馬や両側前頭葉優位にびまん性脳萎縮がみられる．海馬傍

回の萎縮を評価するVSRADでは，萎縮の程度は1.44であった（関心領域内の萎縮がややみられる）．

診断と臨床経過：初診時，MMSEやHDS-Rは非認知症の範疇であったが夫に対する不実妄想，嫉妬妄想が顕著であった．老年期にみられる妄想や幻覚を主体とする老年期精神障害なのか妄想を前景とするアルツハイマー病なのかの鑑別が求められる事例であるが，初診の時点ではアミロイドPET検査が保険適用外であったので行動や感情，言動の安定化を標的にメマンチンを開始した．服薬後，感情面では安定化してきて妄想の訴えも少なくなっていたが，1か月後，夫のメールを見て踊りの師匠と夫が浮気をしている，介護施設に無理やり入所させられると訴え，メマンチン（5mg）24錠とカンデサルタン（4mg）6錠を一気に服薬し意識もうろう状態で発見された．さらに夫と離婚すると騒ぎ興奮するので夫は娘宅に避難した．この時点でリスペリドンを開始し漸増しながら3mgまで増量した．その後，妄想の訴えは軽減し感情面でも安定化してきたことから1年後にリスペリドンを中止した．アミロイドPET検査を実施したときには，妄想はみられないが記憶の低下が緩徐に進んでいると夫は述べていた．

アミロイドPET検査（図25）：確定的ではないが，両側の後部帯状回から楔前部にフルテメタモルの高集積が疑われる（赤矢印）．確信度が高いと言い難いがアミロイド陽性と判定された．

本事例の背景疾患の同定は臨床像からは難しいが，アミロイドPET検査で確信度は高いと言い難いもののアミロイド陽性との結果を得たことからアミロイドβ病理の存在が疑

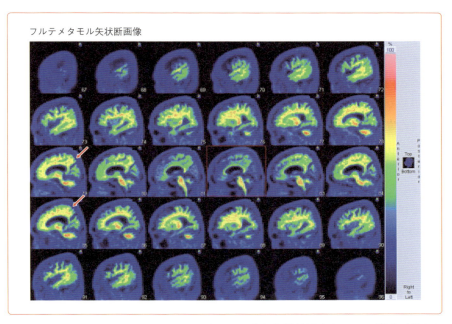

図25 妄想を主体としアルツハイマー病なのか老年期精神障害なのかの鑑別が求められる70代後半，女性，アミロイドPET検査
両側の後部帯状回から楔前部にフルテメタモルの高集積が疑われる（赤矢印）．

われる．本事例が示した夫に対する嫉妬妄想や不実妄想はアルツハイマー病に由来する可能性が高い．老年期にみられる妄想や幻覚を主体とする老年期精神障害あるいは遅発性パラフレニー，妄想性障害とアルツハイマー病を鑑別するためにアミロイドPET検査は有益なツールといえる．さらに述べると老年期精神障害などと診断されている患者群のなかにアルツハイマー病が潜んでいることがある点を常に考えながら診療を進めていくべきである．本事例も初診の時点でアミロイドPET検査を実施できていたならば，より正確な診断を早期に下せたはずである．

事例6　妄想が活発な70代後半，女性

病歴と問診・診察：夫からの病歴によると，4か月前から夫が地域活動で知り合った女性と不倫をしていると患者が言い始めた．そのことが原因で口論になり患者は段ボールに荷物をまとめて1週間ほど自宅を出ていってしまった．夫に不倫を認めるように何回も強要し，患者が離婚届に捺印をするようにしつこく迫るので仕方なく夫は捺印をした．もとから所有していない帽子が紛失しスーパーでその帽子をかぶっている女性を見たと言い張るなどの事実誤認の話が多くなり困っている．最近，しまい忘れやおき忘れがしばしばみられ，料理をしなくなり惣菜を買ってくることが増えた．自宅内の整理整頓ができず同じ服を着ていることが多い．意欲がなくひとりで外出をしない．金銭に関して吝嗇になってきた．子どもたちから病院受診を勧められたが本人は頑強に拒否していた．問診では見当識や記憶に支障はないように感じられた．

神経心理検査：MMSEは28点，HDS-Rは28点，ADAS-J cog.は4点，WMS-Rは25点であった．日常生活動作を評価するPSMSとIADLでは該当する項目はない．

脳形態画像検査：MRIでは，左尾状核外側に無症候性ラクナ梗塞がみられる以外には認知症の主因となる局在病変はみられない．海馬傍回の萎縮を評価するVSRADでは，萎縮の程度は0.53であった（関心領域内の萎縮はほとんどみられない）．

診断と臨床経過：本事例では，夫に対する嫉妬妄想，不実妄想はみられるが神経心理検査の結果は良好であった．妄想が前景に立つアルツハイマー病なのか老年期になって妄想や幻覚が活発になる老年期精神障害あるいは遅発性パラフレニーなのかの鑑別が求められる．病歴では，妄想以外に記憶障害や日常生活障害も観察され，老年期精神障害あるいは遅発性パラフレニーとしてはやや症状が広範に及んでおり，アルツハイマー病の始まりを否定できない．アミロイドPET検査が両者の鑑別に有効といえる．

アミロイドPET検査（図26）：評価された5領域いずれもフルテメタモルの高集積はみられずアミロイド陰性と判定された．

　本事例は，夫に対する嫉妬妄想，不実妄想とそれに支配された行動障害，事実誤認の話がしばしばみられることを主訴に受診してきたものである．神経心理検査は良好な成績を示していたが，病歴のなかで料理を億劫がる，自宅内の整理整頓ができないなど生活障害の存在を疑う所見も認められる．病態として老年期にみられる妄想性障害あるいは老年期精神障害の範疇と考えられたがアルツハイマー病の始まりも否定できないことからアミロ

第3章 アミロイドPET検査をどのような患者に利用したらよいか

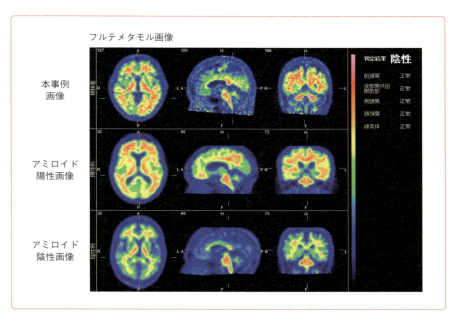

図26 妄想が活発な70代後半，女性，アミロイドPET検査

イドPET検査を実施した．結果はアミロイド陰性であり，アルツハイマー病の可能性は否定された．アルツハイマー病では，もの盗られ妄想や配偶者に対する不実妄想などの妄想が先行し，記憶障害や生活障害が目立たない事例が少なからず存在する．アルツハイマー病だろうかとの疑念が生じる事例である．さらにこのような事例では神経心理検査の結果は良好なことが多い．病歴と問診・診察，神経心理検査だけでは，老年期精神障害なのかアルツハイマー病なのかの鑑別が難しいといえる．このような事例にアミロイドPET検査を実施すると両者の鑑別に有益であり，アミロイド陰性ならばアルツハイマー病の存在を否定できる．逆にアミロイド陽性と判明したときには，患者が示す妄想はアルツハイマー病由来の可能性が高いと判断される．高齢者で妄想や幻覚が主体となっている患者を診察したときには，アミロイドβ病理の有無をアミロイドPET検査で確認することが今後は必須といえるのではないだろうか．

診断のためのワンポイントアドバイス

幻覚・妄想はみられるがその他の認知機能は比較的保たれている高齢者では，老年期精神障害とアルツハイマー病との鑑別のためにアミロイドPET検査を実施するようにしたい．アミロイド陰性の場合にはアルツハイマー病の存在を否定できる．

4 臨床像からアルツハイマー病以外の認知症疾患を想定するがアミロイドβ病理の存在を除外しておきたい事例

実臨床では，複数の認知症疾患の臨床像を併せ持つ患者を診療することが少なくない．たとえば，血管性認知症と診断を下したいがアルツハイマー病を併存している可能性を除

外したい，あるいは前頭側頭葉変性症の可能性が高いが行動障害の目立つアルツハイマー病を除外したうえで診断を下したい場合などがこれに該当する．

> **事例7** 意味性認知症の可能性を考えるがアルツハイマー病も否定できない
> 60代後半，女性

病歴と問診・診察：以前から人名想起困難はあったが1年前からもの忘れ症状が目立ってきた．買い物で買った物を自分で買ってきたのかについて確信がない．同じことを何回も聞いてくる．旅行先の地名が出てこない．料理や洗濯などの家事全般に支障はない．易怒性はなく服薬管理も本人が行っている．問診では，診察日の年月日や曜日は正答，病院名は答えることができなかった．前日の夕食の内容は無答．子どもの人数や性別，年齢は正答できていた．3単語の遅延再生ではヒント提示でひとつも想起できなかった．単語呼称では，時計とハサミ，鉛筆は正答できたが筆とホッチキスは呼称できなかった．筆の使い方がわからなかった．復唱では，単語や短文は可能であったが長文は不可であった．海老を「かい‥‥」と読んでいた．

神経心理検査：初診時のMMSEは23点，HDS-Rは21点，ADAS-J cog.は22点，WMS-Rは4点（65〜69歳の基準値は19.5±6.8点）であった．MMSEならびにHDS-Rの3単語の遅延再生課題はいずれも0点であった．日常生活動作を評価するPSMSとIADLでは該当する項目はない．

脳形態画像検査（図27）：MRIでは，びまん性脳萎縮がみられ左側頭葉，特に側頭極に優位な萎縮が観察される（赤矢印）．海馬傍回の萎縮を評価するVSRADでは，萎縮の程度は5.44であった（関心領域内の萎縮が強い）．

脳SPECT検査（図28）：左＞＞右側頭葉で有意な血流低下が観察される（緑矢印）．両側

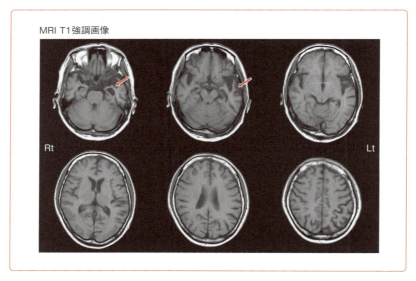

図27 意味性認知症の可能性を考えるがアルツハイマー病も否定できない
60代後半，女性，MRI
びまん性脳萎縮がみられ左側頭葉，特に側頭極に優位な萎縮が観察される（赤矢印）．

50

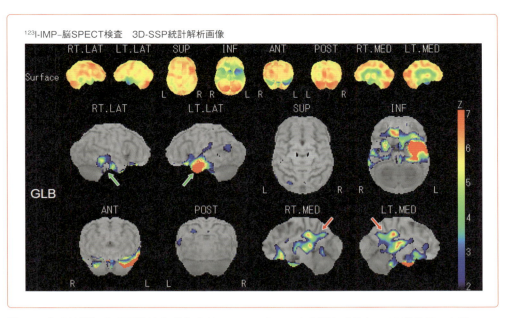

図28 意味性認知症の可能性を考えるがアルツハイマー病も否定できない60代後半，女性，脳SPECT検査
左＞＞右側頭葉で有意な血流低下が観察される（緑矢印）．両側後部帯状回にも血流低下が認められる（赤矢印）．

後部帯状回にも血流低下が認められる（赤矢印）．

診断と臨床経過：病歴ではもの忘れ症状（記憶障害）が主体であり生活障害は目立たないことから軽度アルツハイマー病の可能性が想定されたが，問診にて単語呼称障害や意味理解の障害，表層性失読が観察され，MRIならびに脳SPECT検査では，左側頭葉により強い脳萎縮と同部位での優位な血流低下が認められる．臨床診断としてはアルツハイマー病ではなく前頭側頭葉変性症の1類型である意味性認知症としてよいように思われる．本疾患は，厚生労働省による指定難病に指定されており，診断基準のなかでアルツハイマー病を除外することが規定されている．その点から本事例でもアルツハイマー病の可能性を考慮しながらアミロイドPET検査を実施した．

アミロイドPET検査（図29）：評価された5領域いずれもフルテメタモルの高集積はみられずアミロイド陰性と判定された．

アルツハイマー病以外の認知症疾患を想定するがアルツハイマー病の要因が加わっている可能性を否定できない場合には，正確な診断を下すためにアミロイドPET検査を実施することは誤った診療態度とはいえない．本事例も臨床像ならびにMRI，脳SPECT検査から前頭側頭葉変性症と診断してよいと思われる．しかしながら薬物療法などで治療ができる可能性があるならば少しでもその努力をしてほしいと家族から希望されたこともあって，アルツハイマー病の存在を除外するためにアミロイドPET検査を実施した．その結果，アミロイド陰性であったことからアミロイドβ病理の存在は否定された．家族にもアルツハイマー病の要因はみられず意味性認知症であると伝えることで納得をしてもらった．

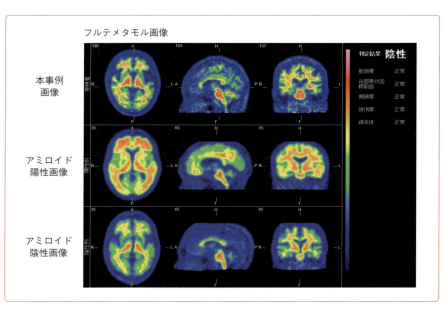

図29 意味性認知症の可能性を考えるがアルツハイマー病も否定できない60代後半，女性，アミロイドPET検査

事例8 レビー小体型認知症の臨床診断基準を満たすがアルツハイマー病の併存を否定したい70代前半，女性

病歴と問診・診察：精神科病院でうつ病と診断され治療を受けていたが，もの忘れ症状が目立ってきたことから紹介受診になった．2年前に睡眠障害専門クリニックを受診しており，終夜睡眠ポリグラフィー検査からレム睡眠行動障害との診断を受け，クロナゼパム0.5mgを処方され就寝前に服薬しているが薬効はあまりない．夫からの病歴では，半年前から10分前に言われたことを覚えていない，金銭の管理ができないことに気づいた．易怒性はないが90代の実母に対して口調がきつくなってきた．意欲の低下がみられる．買い物で支払いの際に戸惑うことが多くなった．3，4年前から睡眠中に大声を出すようになっている．診察では，幻視の訴えはなくパーキンソン症状も観察されない．問診では，2年前頃に夫の浮気で悩んでおり，毎日泣けて仕方がなかったと本人は述べていた．診察日の2月10日を1月10日と誤答していた以外に見当識に支障はなかった．3単語の遅延再生では自発的にひとつは想起可能であり，残りの2つもヒント提示で想起できていた．

神経心理検査：初診時のMMSEは24点，HDS-Rは27点，ADAS-J cog.は10点，WMS-Rは7点（70〜74歳の基準値は18.5±7.5点）であった．MMSEならびにHDS-Rの3単語の遅延再生課題はそれぞれ2点，5点であった．パレイドリアテストでは32枚中9枚で誤認がみられた．日常生活動作を評価するPSMSとIADLでは該当する項目はない．

脳形態画像検査：MRIでは，びまん性脳萎縮以外に局在病変はみられない．海馬傍回の萎縮を評価するVSRADでは，萎縮の程度は0.95であった（関心領域内の萎縮はほとんどみられない）．

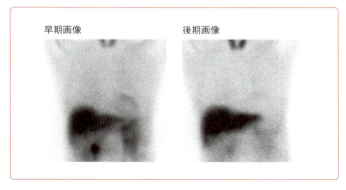

図30 レビー小体型認知症の臨床診断基準を満たすがアルツハイマー病の併存を否定したい70代前半，女性，^{123}I-MIBG心筋シンチグラフィー検査
H/M比　早期：1.77　後期：1.21　いずれも正常参考値が2.2以上

^{123}I-MIBG心筋シンチグラフィー検査（図30）：早期相ならびに後期相いずれも心筋への取り込みはみられない．

診断と臨床経過：病歴でもの忘れ症状とレム睡眠行動障害がみられ，抑うつ症状も観察される事例である．^{123}I-MIBG心筋シンチグラフィー検査の結果を踏まえると，明らかな幻視やパーキンソン症状はみられないがレビー小体型認知症の臨床診断基準を満たす事例といえる．患者や家族にはレビー小体型認知症の可能性が高いことを伝え，ドネペジルを開始した．その後も認知症症状は進行・悪化してきているが1年以上の経過中に幻覚やパーキンソン症状は確認できず，記憶障害と生活障害が目立ってきていることから，夫がレビー小体型認知症の診断は誤りではないか，むしろアルツハイマー病の可能性はないのかと述べ始めた．さらにもしアルツハイマー病ならば発売された新薬での治療を受けたいとの希望があった．

アミロイドPET検査（図31）：評価された5領域いずれもフルテメタモルの高集積はみられずアミロイド陰性と判定された．

病歴ならびに身体所見，パレイドリアテスト，^{123}I-MIBG心筋シンチグラフィー検査の結果からレビー小体型認知症と診断した事例である．診断を下す過程で適切な手順を踏まえていることから臨床診断に齟齬はないといえる．レビー小体型認知症に対して保険適用を有しているドネペジルも開始しており，治療の面でも妥当である．それでも根治的治療法がなく認知症症状が進行・悪化する患者を介護する家族はなんとか進行・悪化を抑えたいとの希望を抱いているのである．本事例でも家族（夫）はレビー小体型認知症との診断を受け入れたいと考えつつも他に有効な治療法がないかと苦しんでいるのである．そのときにアルツハイマー病に対する新薬（レカネマブ）が発売されたことを耳にした家族は，その治療を希望することになったのである．著者も本事例がレビー小体型認知症の臨床診断基準に合致していることは理解していたが，幻視やパーキンソン症状が観察されない点はやや非典型的ではないかと考え，家族の希望に沿ってアミロイドβ病理の存在あるいは

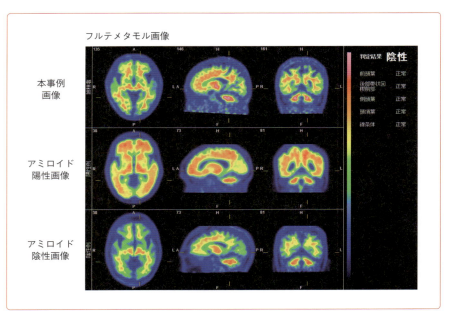

図31 レビー小体型認知症の臨床診断基準を満たすがアルツハイマー病の併存を否定したい70代前半，女性，アミロイドPET検査

共存を想定しレカネマブの最適使用推進ガイドラインに従いアミロイドPET検査を実施したのであるが結果はアミロイド陰性であった．その結果を夫に伝えたところ，レカネマブによる治療の希望を絶たれたことで失望を露わにしていたが，それでも検査結果に納得をしたようである．本事例にアミロイドPET検査を実施したことに対して異論はあるかと思われるが，臨床診断としてのアルツハイマー病を除外することならびに家族が臨床診断に納得するとの視点ではその実施は許容されるのではないだろうか．

5 アルツハイマー病と診断を下したが何年経ても認知症症状が進行・悪化しない事例

初診の時点でアルツハイマー病と診断したにもかかわらず，その後何年経ても認知症症状が進行・悪化しない患者を時折経験する．アルツハイマー病の診断が正しければ，認知症症状は年単位で緩徐に進行・悪化していくのが原則である．何年経ても進行・悪化しない事例を後日振り返ると，初診の時点でアルツハイマー病と診断したことが妥当だったのだろうかとの疑念が生じてくる．あるいはアルツハイマー病のなかで何年経てもあまり進行・悪化しない事例が存在するのだろうか．そのような視点から以下の事例を提示してアミロイドPET検査の臨床的意義を考えてみる．

事例9 初診時軽度アルツハイマー病と診断したが4年間認知症症状の進行・悪化がみられない60代前半，女性

病歴と問診・診察：患者は独居であるが数年前からもの忘れ症状に気づいている．意欲がない．1年前から世帯を異にする長男との間で諍いが継続していたが，その頃から自宅

内の物がなくなる，誰かが侵入しているのではないかと疑い始め，警察に通報することもあった．隣家が早くからカーテンを閉めるのは自分を見張るためではないか，天井や床下から変な音が聞こえるなどの訴えもみられていた．精神科クリニックで妄想状態と診断されたが，それを聞いて患者は激怒し通院しなくなった．現在，約束事を忘れてしまう，買い物で外出すると道順で混乱をしてしまう．問診では，日時は診察室に掛けていたカレンダーを見て答えていた．病院名はわからず，前日の夕食は「残り物，ご飯と味噌汁……」，離婚した年齢を「いつだったか，覚えていない」と述べていた．3単語の遅延再生では自発的にひとつも想起できなかった．記憶障害の存在は明らかであると判断した．

神経心理検査：初診時のMMSEは23点，HDS-Rは27点，ADAS-J cog.は13点，WMS-Rは11点（55〜64歳の基準値は22.0±7.1点）であった．見当識課題で季節と日，曜日，病院名を答えることができなかった．時計描画テストの自発描画課題では，文字盤の脱落と短針の長さの修正が観察される（図32）．

脳形態画像検査：MRIでは脳萎縮はほとんど目立たず脳内に局在病変も観察されない．海馬傍回の萎縮を評価するVSRADでは，萎縮の程度は1.72であった（関心領域内の萎縮がややみられる）．

診断と臨床経過：初診時，神経心理検査の記憶課題では目立った低下はなかったが見当識障害や時計描画テストの結果などからアルツハイマー病を疑い，脳SPECT検査を実施した（図33）．右頭頂葉後部（緑矢印）と両側後部帯状回（赤矢印）に軽度ながら血流低下がみられたことからアルツハイマー病の可能性を想定し症状改善薬を開始した．その後，4年ほど経過を診ているが症状に大きな変化はなく，日常生活も知人の協力を得て支障なく過ごしている．4年後の神経心理検査では，MMSEは24点，HDS-Rは19点，ADAS-J cog.は16点，WMS-Rは5点（65〜69歳の基準値は19.5±6.8点）であった．脳SPECT検査でアルツハイマー病に合致する血流異常を確認したうえでアルツハイマー病と診断したのであるが，初診から4年を経た時点でアルツハイマー病との診断は妥当なのだろうかとの疑念が浮上してくる．本事例のように初診時にアルツハイマー病

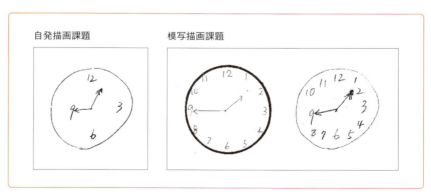

図32 初診時軽度アルツハイマー病と診断したが4年間認知症症状の進行・悪化がみられない60代前半，女性，時計描画テスト

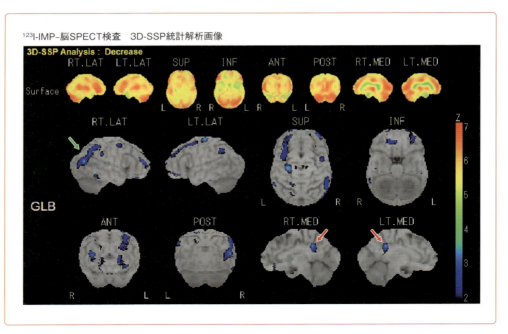

図33 初診時軽度アルツハイマー病と診断したが4年間認知症症状の進行・悪化がみられない60代前半，女性，脳SPECT検査
右頭頂葉後部（緑矢印）と両側後部帯状回（赤矢印）で軽度ながら血流低下が観察される．

と診断したにもかかわらず，その後の臨床経過に納得がいかない事例ではどこかの時点でアミロイドPET検査を実施しアミロイドβ病理の有無を確認すべきである．本事例では，アミロイドPET検査が実臨床で使用できなかった時期での臨床診断として脳SPECT検査まで実施しているので臨床診断の手順に瑕疵はないといえる．

アミロイドPET検査（図34）：両側前頭葉ならびに頭頂葉，後部帯状回から楔前部，側頭葉，尾状核にフルテメタモルの高集積が観察され，アミロイド陽性と判定された．

本事例では，アルツハイマー病と診断後約4年にわたって認知症症状の進行・悪化が目立たず，初診時の臨床診断は適切だったのだろうかとの疑念が生じていた．アルツハイマー病ならば日常生活上での支障が進んでくるのが通常であり，本事例では，知人の協力はあるが原則独居生活の継続が可能であり，目立った生活障害は観察されない．しかし，アミロイドPET検査ではアミロイド陽性であり，認知症症状の進行が緩徐なアルツハイマー病と考えるべきである．このように初診時にアルツハイマー病と診断しても臨床症状が比較的長期にわたって進行・悪化しないタイプも存在することを心がけておきたい．本事例で後方視的にアルツハイマー病と診断した理由を考えると，病歴で妄想が先行するアルツハイマー病らしい症状があったこと，神経心理検査で記憶課題に大きな支障はなかったが見当識の低下が疑われたこと，時計描画テストが拙劣であったこと，脳SPECT検査でアルツハイマー病を疑う血流異常が存在していたことが挙げられる．一方，アルツハイマー病として疑義を感じる所見として，神経心理検査で記憶課題に大きな支障がなかった

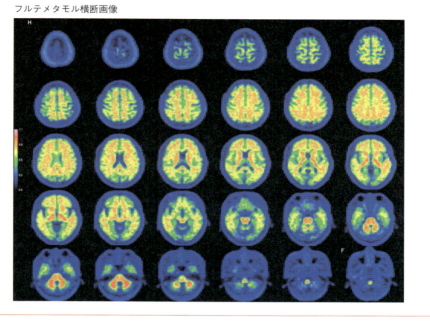

図34 初診時軽度アルツハイマー病と診断したが4年間認知症症状の進行・悪化がみられない60代前半，女性，アミロイドPET検査
両側前頭葉ならびに頭頂葉，後部帯状回から楔前部，側頭葉，尾状核にフルテメタモルの高集積がみられる．

こと（MMSEとHDS-Rの3単語の遅延再生課題はいずれも満点であった），長男との長期にわたる諍いで精神的ストレスがあったことを指摘できる．初診の時点で認知症の可能性が想定されることと認知症には進展していないのではないだろうかとの疑問とを比較考量しても臨床診断に結びつき難い事例ではアミロイドPET検査を実施すべきである．また，初診時にアルツハイマー病と診断しても年余にわたって認知症症状が進行・悪化しない事例では自らが下した診断に瑕疵がないかを確認するためにアミロイドPET検査を実施すべきといえる．

6 精神疾患を背景に持つ患者で認知症，特にアルツハイマー病が疑われる事例

　もの忘れ外来を標榜していると，以前から統合失調症やうつなどの精神疾患に罹患している患者が最近もの忘れ症状が目立ってきたので認知症ではないかとの主訴で紹介・受診してくることを経験する．原疾患による認知機能の低下も想定されるが，認知症を併発してきている可能性も否定できない．さらにこのような患者では，向精神薬を長期にわたって多数服薬している場合もしばしばみられ，薬剤による認知機能低下の要因も考慮しなければならない．原疾患単独による病態なのかアルツハイマー病を併発してきているのかを鑑別するためには，アミロイドβ病理を探索する必要がある．アミロイドPET検査を実施することで統合失調症などの精神疾患だけによる病態なのかアミロイドβ病理を合併しているのかの鑑別が可能になるといえる．

| 事例10 | 双極性障害と診断され経過中に認知症を疑う症状が出現してきた60代前半,女性 |

病歴と問診・診察:精神科クリニックで双極性障害と診断され治療を受けていたが,半年前から言われたことを覚えておくことができない.何回も同じことを聞いてくる,自宅で何もせずぼーっとしていることが多くなった.精神科主治医が変更になったことで一時服薬をしなかったので精神症状は不安定になったが,今は服薬を再開しているので精神的には安定してきている.料理をせずに惣菜を買ってくることが多い.ゴミ出しの日時や医療機関の予約日を忘れることが多い.問診では,見当識や記憶に関しては比較的正答できていた.

神経心理検査:初診時のMMSEは24点,HDS-Rは22点であり,3単語の遅延再生課題はそれぞれ2点,5点であった.ADAS-J cog.は11点,WMS-Rは10点(55〜64歳の基準値は22.0±7.1点)であった.手段的日常生活動作を評価するIADLでは,食事の支度がやや不安であると夫は判断している.

脳形態画像検査:MRIでは軽度脳萎縮を認めるが局在病変は観察されない.海馬傍回の萎縮を評価するVSRADでは,萎縮の程度は1.77であった(関心領域内の萎縮がややみられる).

診断と臨床経過:精神疾患を背景に持つ患者がもの忘れ症状を訴え受診してきた事例である.病歴ではアルツハイマー病を疑う要因はみられるが神経心理検査は比較的良好であった.若年であり診断に迷う事例なので脳SPECT検査を実施した(図35).両側頭頂葉後部(緑矢印)と後部帯状回から楔前部(赤矢印)にかけて有意な血流低下が観察され,

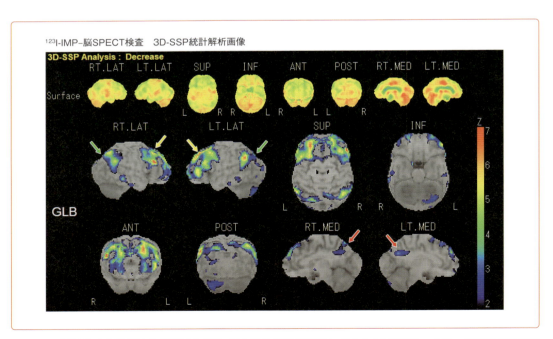

図35 双極性障害と診断され経過中に認知症を疑う症状が出現してきた60代前半,女性,脳SPECT検査
両側頭頂葉後部(緑矢印)と楔前部(赤矢印)で有意な血流低下が観察される.両側前頭葉(黄矢印)にも血流異常がみられる.

アルツハイマー病の血流異常として差し支えないといえる．さらに両側前頭葉（黄矢印）にも血流低下が認められ，この所見もアルツハイマー病として矛盾しない．しかし，前頭葉に血流異常が波及するのはアルツハイマー病がかなり進行した場合が多いので，本事例のように神経心理検査の結果がいまだ軽度の段階ではその解釈に苦慮するともいえる．うつではhypofrontalityと呼ばれる前頭葉での血流低下を指摘する報告もみられる．背景に精神疾患を持つ患者がもの忘れ症状を主訴に受診してきた場合，そのもの忘れ症状が精神疾患に起因するものなのかあるいは経過中に新たにアルツハイマー病を発症してきた結果として出現してきているのかを鑑別する必要性が生じる．本来ならば，初診の時点でアミロイドPET検査を実施し，アミロイドβ病理の有無を確認することがより正確な診断に繋がるので，病態の把握のために初診の時点でアミロイドPET検査を実施したかった事例である．しかし，初診の時点でアミロイドPET検査が保険内診療を許されていなかったことから，脳SPECT検査を実施したうえで経過を診ていくことになった．1年後の神経心理検査では，MMSEは17点，HDS-Rは14点，ADAS-J cog.は16点，WMS-Rは4点であった．いずれも初診時に比して悪化していることは明らかであり，アルツハイマー病として典型的な臨床経過を示しているといえる．

アミロイドPET検査（図36）：両側前頭葉ならびに頭頂葉，後部帯状回から楔前部，側頭葉，線状体でフルテメタモルの高集積が観察されアミロイド陽性と判定された．

前医で精神疾患と診断されていたが経過中にもの忘れ症状が目立ち始め，アミロイド

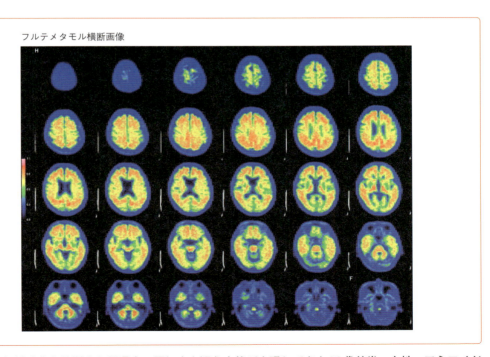

図36 双極性障害と診断され経過中に認知症を疑う症状が出現してきた60代前半，女性，アミロイドPET検査
両側前頭葉ならびに頭頂葉，後部帯状回から楔前部，側頭葉，尾状核でフルテメタモルの高集積がみられる．

PET検査によってアミロイドβ病理の存在が明らかになった事例である．現在の病態としてアルツハイマー病が存在することは明らかである．本事例で考えるべきことは，前医が診断した双極性障害の経過中にアルツハイマー病を併発してきたのか，あるいはそもそも双極性障害と考えられた症状がアルツハイマー病の先行あるいは前駆症状であったのかの問題である．実臨床でそれを解決することは難しいといえるが，以下のことを常に頭の隅に置きながら診療を進めていくべきである．つまり，双極性障害や妄想性障害などの精神疾患が疑われる患者，特に高齢患者を診察したとき，アルツハイマー病を始めとする認知症疾患の可能性はないのだろうかを常に想定し，認知症疾患の存在を除外する診断思考をもつべきということである．精神疾患と安易に即断せずアルツハイマー病の可能性を想定しアミロイドPET検査を実施することができないかを考慮していくことが臨床医に求められているのである．抗アミロイドβ抗体薬が実用化されている現在，軽度の段階でのアルツハイマー病を見逃すことは許されないともいえるのである．

事例11 うつと診断され向精神薬が処方されている70代前半，女性

病歴と問診・診察：1年前頃から何をしてもつまらないと思うようになった．気分がすぐれない，やる気が起こらない，自信がない，夕食以外にはあまり食欲がわかないなどの症状が継続していた．睡眠障害はなかった．近くの心療内科クリニックでうつと診断され，抗うつ薬のミルタザピン15mgと抗精神病薬のオランザピン1.25mgを夕食後，ロラゼパム0.5mgの不安時服用の処方がなされ1年ほど服薬している．夫がこの病気ではないかもしれないと考え著者の外来を受診してきた．夫からの病歴では，2年前からもの忘れがみられ始め，1年前からテレビのリモコンや携帯電話の操作ができなくなってきた．家事全般は普通にできるが不安や心配性が目立ってきている．自分に対して自信がないようであるが意欲の低下は感じない．問診では，年齢や誕生日，受診日の年月日や曜日は正答できていた．前日の夕食や当日の朝食の内容をなかなか想起できなかった．3単語の遅延再生では自発的にひとつだけは想起できたが，2つはヒントを提示しても想起できなかった．

神経心理検査：初診時のMMSEは23点，HDS-Rは24点，ADAS-J cog.は9点，WMS-Rは6点（70〜74歳の基準値は18.5±7.5点）であった．手段的日常生活動作を評価するIADLでは服薬管理に支障がみられている．

脳形態画像検査：MRIでは軽度のびまん性脳萎縮を認めるが局在病変は観察されない．海馬傍回の萎縮を評価するVSRADでは，萎縮の程度は0.44であった（関心領域内の萎縮はほとんどみられない）．

診断と臨床経過：心療内科でうつとの診断を受け3種類の向精神薬を処方されている患者であるが，夫が心療内科での診断に疑義を感じてもの忘れ外来に受診となった事例である．うつと前医で診断された患者がもの忘れ症状がひどくなってきたと訴え著者の外来を受診してくることは少なくないが認知機能に関連した諸検査を実施するとアルツハイマー病あるいはレビー小体型認知症に罹患していると判明する事例をしばしば経験する．認知症診療ではアルツハイマー病とうつとの鑑別は重要な課題である．精神科ある

いは心療内科クリニックでは，主にうつなどの精神疾患の有無を判断する視点から病歴聴取を行うようであるが，もの忘れ症状について詳細に病歴を聴取することが少ないのであろうか．本事例でももの忘れ症状に関してもう少し丁寧に病歴を聴くことができれば認知症かもしれないとの疑念が生じたはずである．アルツハイマー病でみられる自発性の低下や意欲の減退，無関心などの症状をうつと誤って判断することがあるかもしれない．また，アルツハイマー病の発症様式としてうつ症状を先行する事例が存在することも明らかである．その視点から高齢者でうつ症状を呈する患者ではアルツハイマー病の存在あるいは併存を常に考慮しなければならない．

アミロイドPET検査（図37）：両側の後部帯状回から楔前部，側頭葉，線条体にフルテメタモルの高集積を認める．アミロイド陽性と判定された．

本事例ではアミロイド陽性であったことからアミロイドβ病理が存在することは明らかである．現在像としては軽度アルツハイマー病が存在すると診断してよい．本事例にうつが存在しているのかあるいはそうではなくアルツハイマー病でみられる不安症状や無関心をうつと誤診されていたのかは議論のあるところであるが，実臨床の視点から考えると，高齢者でうつと判断される患者のなかにアルツハイマー病が潜んでいることを頭の隅に置きながら診療を勧めるべきといえるのではないだろうか．さらに言うならば，精神科あるいは心療内科でうつと診断されている患者群のなかにアルツハイマー病に罹患している患者が少なからず存在しているということもできるのではないだろうか．うつ症状と思われる訴えで受診してきた患者のなかにアルツハイマー病に進展している患者が混在しており，それらの患者に脳SPECT検査あるいは可能ならばアミロイドPET検査を実施したう

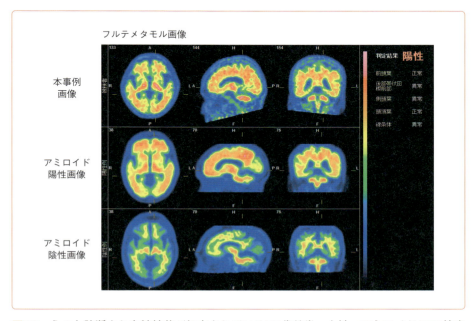

図37　うつと診断され向精神薬が処方されている70代前半，女性，アミロイドPET検査

えでアルツハイマー病の存在の有無を確認することが臨床医に求められる診断手順といえる．本事例は，その診断手順が重要であることを証左するものである．

7 臨床像から血管性認知症と診断される事例

　臨床像から血管性認知症[5]と診断される事例をしばしば経験するが，近年，純粋に血管性の要因のみで認知症を発症する事例はそれほど多くはないとされてきている．たとえば，潜在性にアルツハイマー病変が進行していくなかで脳血管障害を発症することで認知症症状が顕在化してくる事例[6]〜[9]がみられる．今まではアミロイドβ病理を可視化できず（つまりアミロイドPET検査を実施できなかった），臨床症状で脳血管障害と認知症症状がみられることから血管性認知症と診断されていたのである．血管性認知症の一部は脳血管障害を伴うアルツハイマー病である可能性を排除できない．そこから，血管性認知症と診断される事例ではアミロイドβ病理の有無を確認する必要が生じてくる．血管性認知症と診断される患者のなかで抗アミロイドβ抗体薬治療の適用に該当する患者では，アミロイドPET検査を実施しアミロイドβ病理の有無を確認すべきといえる．言い換えると，脳血管障害と認知症症状の双方を持つ患者では正確な診断あるいは複合病因の検索のためにもアミロイドPET検査を実施すべきであると考えられる．認知症診療の立場から考えると，血管性認知症と診断される患者について血管性の要因だけで認知症を生じているのかアミロイドβ病理を合併しているのかを検討すべきである．可能ならば血管性認知症との診断の正当性を検討するためにも抗アミロイドβ抗体薬投与に関係なくアミロイドPET検査を実施したいものである．

8 運転免許に関連する診療において診断に苦慮する事例

　2017年の道路交通法の改正によって75歳以上の免許更新希望者は認知機能検査の受検が義務付けられている．その結果，認知症のおそれがあると判定されると医師の診断書提出を求められる．運転免許に関連する診療では，本人は認知機能の低下を自覚していない場合が多く，さらに家族も認知症との視点で患者本人をみていないことがほとんどである．さらに仮に認知機能が低下をしていてもその状態は軽度のことが多い．そのために非認知症なのかあるいは軽度認知障害の段階に至っているのか，さらに軽度認知症に進展しているのかの判断に苦慮する場合が少なくない．アルツハイマー病との診断を受けると運転免許の取り消し処分となるため，この診断を下す際には慎重にならざるを得ない．運転免許に関連する診療ではより正確な診断を下すことが私たち医師に求められている．

事例12　免許更新時の認知機能検査で認知症のおそれがあると判定された70代後半，女性

病歴と問診・診察：運転免許更新の際に受検した認知機能検査が25点（記憶課題は5点，見当識課題は10点）で認知症のおそれがあると判定され，診断書作成希望で当院を受診してきた．夫からの病歴によると，1年前から怒りっぽい，自営業で長年事務をしているが最近少しずつミスが目立つようになってきた，ちょっとしたことを忘れてしま

い，同じことを何回も聞いてくる．料理は同居している娘が行っている．問診では，時に対する見当識に支障はないが病院名を答えることができなかった．前日の夕食の内容の想起はあやふやであった．最近興味をもったニュースについて何も述べることができなかった．受検した認知機能検査の日時（10月であり当院受診の2か月前）を8月と答え，検査内容についても覚えていなかった．

神経心理検査：MMSEは25点，HDS-Rは25点であり，3単語の遅延再生課題はそれぞれ0点，1点であった．ADAS-J cog.は15点，WMS-Rは4点（70～74歳の基準値は18.5±7.5点）であった．日常生活動作を評価するPSMSとIADLでは該当する項目はなかった．

脳形態画像検査：MRIではびまん性脳萎縮がみられる以外に局在病変は観察されない．初診時の海馬傍回の萎縮を評価するVSRADでは，萎縮の程度は1.42であった（関心領域内の萎縮がややみられる）．

診断と臨床経過：運転免許更新の際に受検した認知機能検査で36点未満は認知症のおそれがあると判定され，認知症の有無に関して評価された診断書の提出義務を課されることになる．運転免許に関連する診療では，家族からの病歴聴取が診断に役立たないことが多い．なぜならば，家族は認知症との視点で患者を観察していないからである．運転免許に関連する診療では，患者への問診・診察と神経心理検査によって認知症の有無を判断せざるを得ない．本事例では，病歴と問診で記憶の低下が疑われ神経心理検査でも記憶課題が不良なことは明らかである．日常生活に支障はないと家族が述べている点を重視すると定義的には健忘型軽度認知障害との診断に至る．このタイプの軽度認知障害

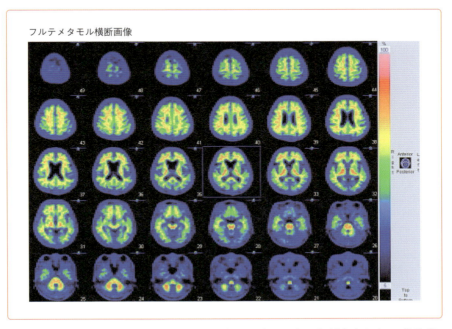

図38 免許更新時の認知機能検査で認知症のおそれがあると判定された70代後半，女性，アミロイドPET検査
両側の前頭葉，頭頂葉，楔前部から後部帯状回，尾状核にフルテメタモルの高集積がみられる．

の背景疾患としてアルツハイマー病の存在が最も考えられる．本事例では，慣れている
はずの事務作業にミスが目立ってきていることは社会的活動に支障が出始めているとも
判断されるので，アルツハイマー病の可能性も否定できない．健忘型軽度認知障害か軽
度アルツハイマー病かの判断に迷う事例である．運転免許に関連する診療では，軽度認
知障害では運転の継続は許可されるがアルツハイマー病との診断を受けると運転免許証
は交付されず運転禁止の処分を受ける．アミロイドPET検査によってアミロイドβ病
理の存在が判明したからといって軽度認知障害と軽度アルツハイマー病の区分けができ
るわけではないが，患者や家族に対して運転継続の適否を考えてもらう機会を与えるこ
とはできるといえる．さらに抗アミロイドβ抗体薬治療を開始するか否かの選択肢を提
示することもできるのである．

アミロイドPET検査（**図38**）：両側の前頭葉，頭頂葉，楔前部から後部帯状回，尾状核に
フルテメタモルの高集積がみられる．アミロイド陽性と判定された．

　本事例では，アミロイドPET検査でアミロイド陽性であったことから臨床像と合わせ
て考えるとアルツハイマー病による軽度認知障害あるいは軽度認知症のいずれかと判断す
べきである．抗アミロイドβ抗体薬の治療開始に際してどちらかであると断定する必要は
ないが運転継続の可否の視点から，長年熟達していた事務の仕事にミスがみられ始めてい
ること，ならびにアミロイドPET検査の結果を踏まえてアルツハイマー病の始まりと診
断したうえで運転の禁止を指導した．その後，レカネマブ治療を開始したが初回点滴終了
後，付き添いが不在であったので昼食のために院内にある1階のレストランまで案内した
が，その後1階にある診察室まで戻って来られず4階の病棟内をうろうろ歩いているとこ
ろを発見された．この行動障害を確認したことでアルツハイマー病と確診した．

文献

1) 「アミロイドPETイメージング剤の適正使用ガイドライン」ワーキンググループ編集：アミロイドPETイメージン
グ剤の適正使用ガイドライン．改訂第3版2023年9月21日．

2) Beach TG, Monsell SE, Phillips LE, et al: Accuracy of the Clinical Diagnosis of Alzheimer Disease at
National Institute on Aging Alzheimer's Disease Centers, 2005-2010．J Neuropathol Exp Neurol, 71 (4)：
266-273, 2012.

3) 粟田主一：若年性認知症の有病率・生活実態把握と多元的データ共有システム．（東京都健康長寿医療センター研
究所 プレスリリース・研究成果 2020年7月27日を閲覧）．

4) 朝田 隆：若年性認知症の実態と対応の基盤整備に関する研究．厚生労働科学研究費補助金長寿科学総合研究事
業，2009．（厚生労働省 報道発表資料2009年3月19日を閲覧）．

5) Román GC, Tatemichi TK, Erkinjuntti T, et al: Vascular dementia: diagnostic criteria for research studies.
Report of the NINDS-AIREN international workshop. Neurology, 43 (2)：250-260, 1993.

6) Tatemichi TK, Desmond DW, Mayeux R, et al: Dementia after stroke: baseline frequency, risks, and clinical
features in a hospitalized cohort. Neurology, 42 (6)：1185-1193, 1992.

7) Inzitari D, Di Carlo A, Pracucci G, et al：Incidence and determinants of poststroke dementia as defined by
an informant interview method in a hospital-based stroke registry. Stroke, 29 (10)：2087-2093, 1998.

8) Barba R, Martínez-Espinosa S, Rodríguez-García E, et al: Poststroke dementia: clinical features and risk
factors. Stroke, 31 (7)：1494-1501, 2000.

9) Desmond DW, Moroney JT, Paik MC, et al: Frequency and clinical determinants of dementia after ischemic
stroke. Neurology, 54 (5)：1124-1131, 2000.

第4章

実臨床でアルツハイマー病による軽度認知障害および軽度認知症をどう診断していくか

　抗アミロイド β 抗体薬であるレカネマブならびにドナネマブの効能，効果はアルツハイマー病による軽度認知障害および軽度認知症に限定されている．この視点から，実臨床でこれらの病態を示す患者をどのように診断していくかの問題が生じてくる．抗アミロイド β 抗体薬治療の視点から従来の認知症診療に比してさらに早期での診断を求められることになるといえる．本章では，認知機能障害を呈する患者のなかで，より早期の段階の患者をどのように診断していくのかについて実臨床の立場から考える．

1. アルツハイマー病による軽度認知障害あるいは軽度認知症の定義

　アルツハイマー病による軽度認知症の軽度の定義について定立したものはない．FASTが想定する軽度アルツハイマー病は，家計を管理したり買い物をしたりする程度の仕事でも支障をきたすとされ，具体的な事項として，① 買い物で必要な物を必要な量だけ買うことができない，② 誰かがついていないと買い物の支払いを正しくできない，③ 身の回りのことは自身で行うことはできており，行き慣れた場所に行くことに支障がないので日常生活での介助は必要ないが社会生活で支障をきたすことがある，とされている．つまり，FASTによる軽度アルツハイマー病は，日常生活ではほぼ自立しているが社会生活に支障が出てきている段階を意味している．

　レカネマブの臨床試験である国際共同第Ⅲ相301試験（無作為化二重盲検並行群間比較試験，以下Clarity-AD試験[1]）における対象の選択基準では，① NIA-AAによる診断基準[2]でアルツハイマー病（probable AD）の中核症状を満たすこと，すなわち，認知症が存在し，その発症が潜在性であり病歴や客観的証拠によって認知機能障害が悪化していること，健忘症状（記憶障害）あるいは非健忘症状（言語機能あるいは視空間認知機能，操作機能）が初発症状あるいは主要症状になっていること，またはNIA-AAによる軽度認知障害の診断基準[3]を満たすこと，② CDR全般スコアが0.5から1かつCDRの記憶スコアが0.5以上，③ Wechsler Memory Scale-Ⅳ Logical Memory (subscale) Ⅱの点数が50-64歳：15以下，65-69歳：12以下，70-74歳：11以下，75-79歳：9以下，80-90歳：7以下，④ MMSEが22点以上のすべてを満たす場合に軽度アルツハイマー病と規定している．ドナネマブの臨床試験であるTRAILBLAZER-ALZ 2試験[4]では，アミロイドβとタウ病理を持つ患者でMMSEが20点から28点の範囲の患者をアルツハイマー病による軽度認知障害あるいは軽度認知症と判定している．

　2023年12月に公表されたレカネマブの最適使用推進ガイドラインでは，MMSEが22点以上ならびにCDR全般スコアが0.5または1の双方を満たす患者を治療対象としているので，これがレカネマブ治療におけるアルツハイマー病による軽度認知障害および軽度認知症の保険診療内での定義となるのであろう．一方，ドナネマブ治療におけるアルツハイマー病による軽度認知障害はMMSEで27点から28点，軽度アルツハイマー病は20点から26点と規定されている．

2. 認知症が軽度の段階で受診してくる患者の割合

　認知症あるいは認知機能障害が軽度の段階で医療機関を受診してくる患者はどのくらいの割合なのであろうか．著者が開設するもの忘れ外来でアルツハイマー病と診断した患者

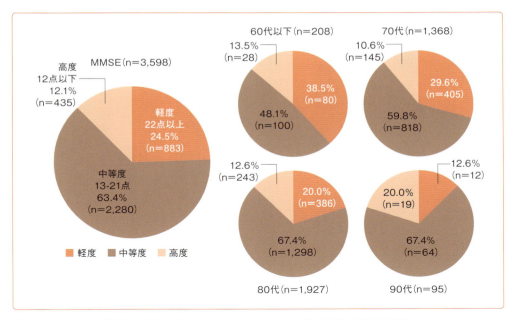

図39 レカネマブ治療を対象としたアルツハイマー病患者の初診時重症度判定

(八千代病院　愛知県認知症疾患医療センターのデータ)

のデータを基に解析をしてみる．Clarity-AD試験[1])では，選択基準のひとつとしてMMSEが22点から30点の患者を組み入れている．そこで著者のデータもMMSEで22点以上を軽度群，13点から21点を中等度群，12点以下を高度群と定義し解析を行った（図39）．MMSEでみると軽度群は24.5％（883/3,598名）であった．医療機関を受診してくるアルツハイマー病患者4名にひとりは軽度の認知機能障害の段階を示しており，これらの患者はレカネマブの治療対象になり得るといえる．年齢層別にみると，若い年齢層ほど軽度群の割合が高いことが判明している．前述のドナネマブの臨床試験であるTRAILBLAZER-ALZ 2試験では，MMSEが20点から28点を示した患者を軽度認知障害あるいは軽度認知症として試験に組み入れているので，これに当てはめてみると著者の外来でアルツハイマー病と診断された患者の44.3％（1,593/3,598名）が軽度と判断されることになる（図40）．つまりもの忘れ外来における初診アルツハイマー病患者5名中2名はドナネマブ治療の対象になり得るということがわかる．

3. 医療機関を受診してくるまでの期間と認知機能

　家族や周囲の人々は，患者が示すもの忘れ症状に気づいてもすぐに患者を医療機関に連れてくることは決して多くはない．なぜならば，家族や周囲の人々は，初期の時点では加齢に伴う現象ではないか（いわゆる歳のせい）と考え，医療機関を受診させようとの動機に至らないあるいは欠けるからである．図41は，アルツハイマー病と診断された患者

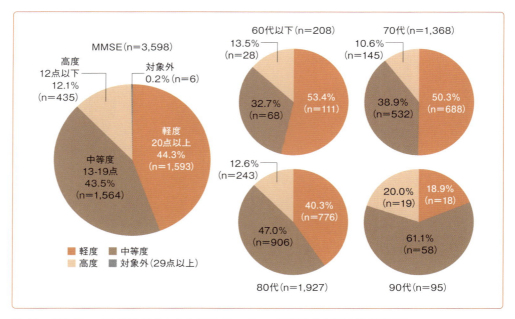

図40 ドナネマブ治療を対象としたアルツハイマー病患者の初診時重症度判定

（八千代病院　愛知県認知症疾患医療センターのデータ）

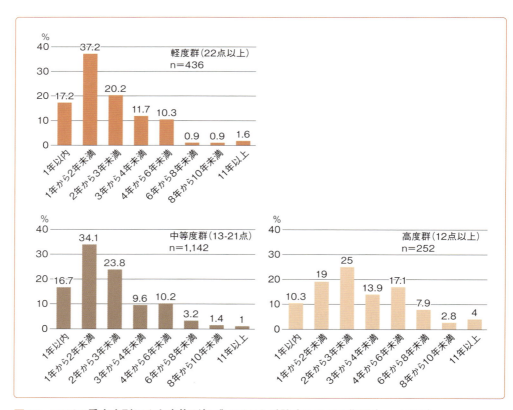

図41 MMSE重症度別にみた家族が気づいてから受診するまでの期間（n＝1,830）

（八千代病院　愛知県認知症疾患医療センターのデータ）

1,830名で家族や周囲の人々がもの忘れ症状あるいはなにかおかしいと感じた時点から著者の開設するもの忘れ外来に連れてくるまでの期間をMMSEの重症度分類から検討した結果である．軽度群では，2年未満までに受診してくる患者が54.4％に及び，これらの患者では，家族らの認知症に対する認識度が高いあるいは不安感が強い場合が多いのではないだろうか．早期に受診するほど認知症が軽度の段階に留まることは明らかである．一方，高度群では2年未満に受診してくるのは29.3％に過ぎず，4年以上経てから受診してくる患者が31.8％を占めていた．認知症ではないかあるいは認知症が心配だとの認識に乏しいあるいは欠ける場合には，実際の生活場面で家族らが困った状態に遭遇し始めた時点で受診をしてくることになり，その時点ですでに認知症は高度に進展していることが多いといえる．文献的[5]には，家族がもの忘れ症状に気づいてから医療機関を受診するまでの期間は1.77年であり，血管性認知症が最も早く受診し，次いでアルツハイマー病，前頭側頭葉変性症の順に遅れてくるとされる．

4. 家族が気づいた症状によって軽度アルツハイマー病を診断することは可能か

認知症診療では病歴聴取が重要な位置を占めているが，果たして家族が気づいた症状によってアルツハイマー病を疑うことは可能であろうか．図42は，軽度アルツハイマー病

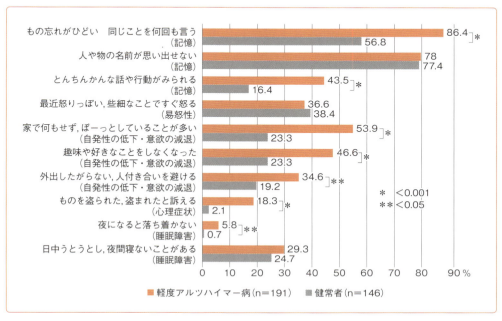

図42 家族が気づいた軽度アルツハイマー病の症状

（八千代病院　愛知県認知症疾患医療センターのデータ）

(MMSEが22点以上)191名と健常者(非認知症)146名で家族が気づいた症状に差異があるか否かを検討した結果である．記憶の領域では，もの忘れがひどく同じことを何回も言うあるいは聞いてくる，とんちんかんな話や行動がしばしばみられる，自発性・意欲の点では，家で何もせずぼーっとしている，趣味や好きなことをしなくなった，外出したがらない，が健常者に比して軽度アルツハイマー病では有意に高頻度で気づかれる症状といえる．これらがみられるからといって軽度アルツハイマー病と絶対的に診断できるわけではないが，記憶低下の実態と自発性の低下・意欲の減退の有無を家族に詳細に尋ねることで，軽度アルツハイマー病の可能性を推測することはできるかもしれない．

5. 独居あるいは家族との同居によって初診時の重症度に違いがあるのか

　独居患者よりも家族と同居している患者のほうが日常生活上での異変に早めに気づかれやすいのではないか，つまり家族と同居している患者のほうが軽度の段階で受診してくることが多いのではないかと想像される．そこで初診時にアルツハイマー病と診断された患者のなかで独居患者419名と家族と同居患者2,463名を対象にMMSEによる重症度分類を検討した(図43)．独居患者では26.7％，家族と同居患者では23.8％が軽度アルツハイマー病(MMSEが22点以上)であった．家族と同居しているのか否かは，初診時に判断される重症度に影響を及ぼしていないようである．

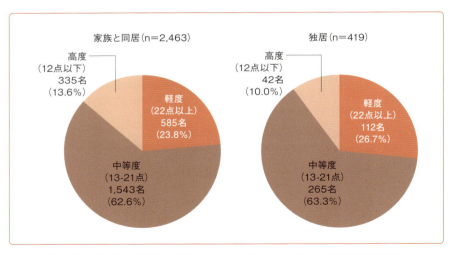

図43　家族構成(独居，家族と同居)からみたアルツハイマー病の重症度分類
(八千代病院　愛知県認知症疾患医療センターのデータ)

6. 神経心理検査の総得点で軽度アルツハイマー病を診断できるか

　実臨床で比較的容易に実施しやすく保険点数も付いていることから，かかりつけ医・非専門医が認知症の有無を判断するために汎用している神経心理検査は，MMSEあるいはHDS-Rではないかと思われる．MMSEは23点以下，HDS-Rは20点以下が認知症疑いとして取り扱われるのであるが，軽度アルツハイマー病との診断を下すためにこの判別点数は役に立つのだろうか．図44は，MMSE総得点の分布からみたアルツハイマー病と健常者との割合を示したものである．18点以下はすべてアルツハイマー病と診断されていたので表示していない．認知症/非認知症の判別とされる23点/24点をみると，23点の患者では90.8％がアルツハイマー病と診断されていた．一方，24点を獲得している患者でも71.8％はアルツハイマー病との診断を受けている．以降，総得点が増えるに従ってアルツハイマー病の占める割合は減少していくが，それでも29点あるいは30点を獲得できる患者も少数ながら存在していることに注目すべきである．MMSEが24点以上を獲得できれば非認知症であるとの考えに固執すると，軽度アルツハイマー病を見逃してしまう危険性が高い．むしろ軽度アルツハイマー病では，MMSEが24点以上を獲得できる場合が多いと考えるべきである．図45は，HDS-R総得点の分布からみたアルツハイマー病と健常者との割合をみたものである．17点以下はすべてアルツハイマー病患者が占めていた．非認知症とされる21点以上をみると，21点では94.4％，22点では89.7％，23点では78.1％と比較的高い割合でアルツハイマー病が占めていることがわかる．MMSE以上に

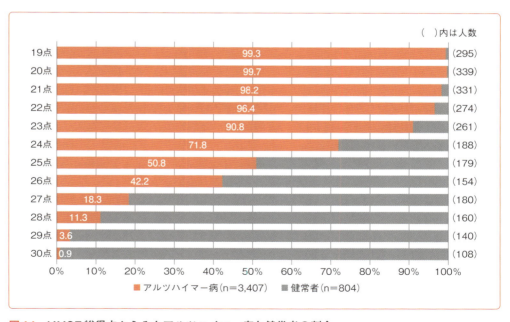

図44　MMSE総得点からみたアルツハイマー病と健常者の割合

（八千代病院　愛知県認知症疾患医療センターのデータ）

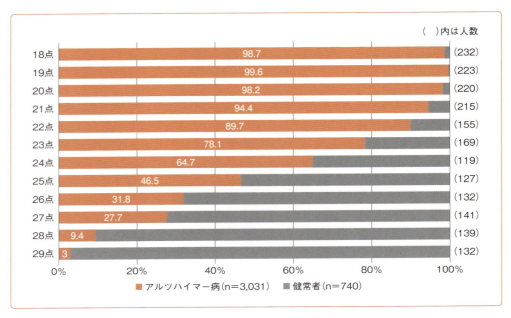

図 45 HDS-R 総得点からみたアルツハイマー病と健常者の割合
（八千代病院　愛知県認知症疾患医療センターのデータ）

HDS-R では認知症が軽度の段階では非認知症とされる 21 点以上を獲得できる患者が多いことを示している．実臨床では，集団としての傾向ではなく患者 1 人ひとりを対象に認知症の有無を判断する姿勢が求められるのである．MMSE あるいは HDS-R いずれを実施しても非認知症の得点を獲得できるアルツハイマー病患者が少なからず存在することは明らかであり，神経心理検査の総得点による認知症の有無の判断には限界があることを理解しておくべきである．

7. 軽度アルツハイマー病における MMSE 下位項目の解析

　Clarity-AD 試験では，MMSE が 22 点以上を示していた患者が選択基準になっているので，著者の外来でその得点以上を獲得できた軽度アルツハイマー病 227 名（平均年齢 79.2 ± 6.4 歳）と健常者 49 名（平均年齢 77.2 ± 7.1 歳）を対象に MMSE の下位項目について検討を行った．MMSE は，見当識課題（時と場所に対する見当識）と記憶課題（3 単語の記銘とその遅延再生課題，3 段階の命令実行），計算課題（作業記憶も評価している），言語（呼称課題と復唱），書字・図形模写課題に大別される．下位項目の中で呼称（正答率：軽度アルツハイマー病；99.6％，健常者；100％，以下同様表示）と復唱（97.4％，100％），読字命令（97.8％，100％），書字（90.7％，98.0％），図形模写（94.2％，91.8％）の各課題はいずれも両者間に有意な差異はなかったので，ここでは見当識課題（時と場所に対

する見当識)と記憶課題(3単語の記銘とその遅延再生課題,3段階の命令実行)に注目した検討を行った.図46は,軽度アルツハイマー病と健常者(非認知症)における時と場所に対する見当識課題の下位項目で正答できた頻度を示したものである.時に対する見当識課題では,年と月,曜日,日の4項目で両者間に有意差が観察されている.しかしながら,この結果は患者を集団として検討した結果であり,私たち臨床医は個々の患者ひとりに対

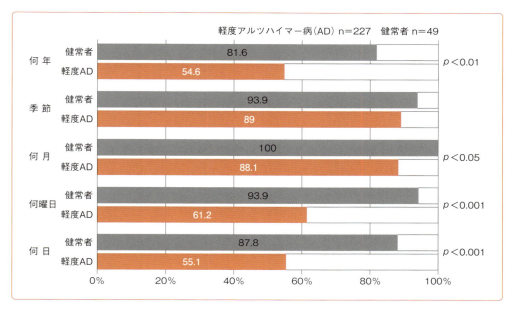

図46A MMSE 時に対する見当識課題における正答率

(八千代病院 愛知県認知症疾患医療センターのデータ)

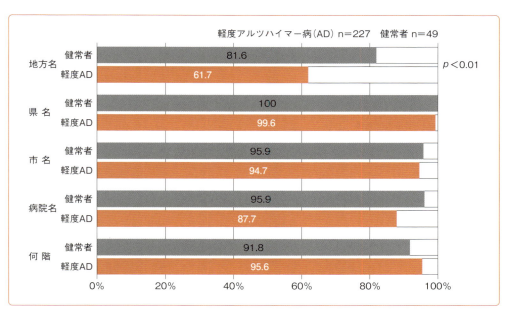

図46B MMSE 場所に対する見当識課題における正答率

(八千代病院 愛知県認知症疾患医療センターのデータ)

して認知症の有無についての判断を求められているのである．その視点で考えると，健常者ではほぼ正答できるにもかかわらず軽度アルツハイマー病では正答できない下位項目が診断を下す際の有力な目安になるといえるのではないだろうか．そのように考えると，月に関して健常者は100％正答できているので，月を正答できない患者は軽度アルツハイマー病と考えてよい．季節と曜日についても健常者ではかなりの頻度で正答できるので，季節あるいは曜日を答えることができない場合には軽度アルツハイマー病の可能性を考えたほうがよいだろう．一方，場所に対する見当識課題では地方名を除いていずれの下位項目でも両者間に有意差は認められず，場所に対する認識の視点から軽度アルツハイマー病と健常者とを判別することは難しいようである．図47は，記憶課題について軽度アルツハイマー病と健常者における正答率を比較したものである．3単語（たとえば，うさぎ，ふね，ひまわり）の記銘課題では，いずれも90％以上の患者にて一回の教示で記銘ができており両者間に統計学的な有意差はない．3単語の遅延再生課題をみると，健常者でひとつも想起できなかった者はほぼみられないのと対照的に軽度アルツハイマー病では43.6％，つまり2人にひとりの割合でひとつも想起することができなかった．この結果からいえることは，3単語の遅延再生課題でひとつも想起できない場合にはアルツハイマー病と判断してよいということである．3段階の命令実行では，健常者のほうが実行できる行為の数が多い傾向は観察されるが，この課題で両者を明確に判別することは困難なようである．

🖉 診断のためのワンポイントアドバイス

問診あるいはMMSEの下位項目で現在の月を答えることができない，3単語の遅延再生課題でひとつも想起できない場合には軽度アルツハイマー病の可能性が高いと考える．

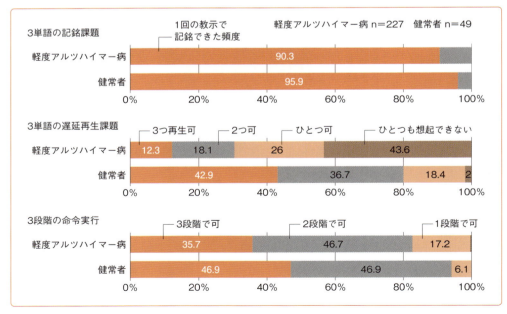

図47　記憶に関する課題の検討（MMSE下位項目）

（八千代病院　愛知県認知症疾患医療センターのデータ）

8. 軽度アルツハイマー病にみられる行動・心理症状BPSD

図48は，健常者44名（平均年齢77.6±6.9歳）とMMSEが22点以上を示す軽度アルツハイマー病221名（平均年齢79.1±6.4歳）でみられる行動・心理症状BPSDの出現頻度についてNPIを用いて検討した結果である．健常者ならびに軽度アルツハイマー病いずれも無為/無関心が最も頻繁にみられる行動・心理症状BPSDである．健常者に比して軽度アルツハイマー病で有意に出現しやすい行動・心理症状BPSDは，妄想と興奮，うつ/不快，無為/無関心，易刺激性であった．もの盗られ妄想をはじめとする妄想は健常者では当然みられないので妄想の出現は軽度アルツハイマー病を示唆するものといえる．表12は，病歴聴取を進める際，無為/無関心と易刺激性の有無を判断するための質問内容をNPIの下位質問の項目を参考にして作成したものである．これらの質問に該当する症状が確認される場合，軽度アルツハイマー病の可能性を示唆するあるいはその診断を補強する材料になり得る．実臨床では，1人ひとりを対象に認知症の有無についての判断を求められるのであり，集団としての傾向からひとりの患者に対して診断を下すことができない．そこで健常者では決してみられず軽度アルツハイマー病でみられる行動・心理症状BPSDが診断に有効な診断根拠になり得るが，本結果では妄想と多幸，脱抑制，異常行動が軽度アルツハイマー病のみに認められる項目であった（図48）．表13は，脱抑制と異常行動の有無を病歴や問診から聞き出すための質問内容をNPIの下位質問を参考にして作成したものである．これらの質問を行うことで脱抑制あるいは異常行動の有無を確認することができる．

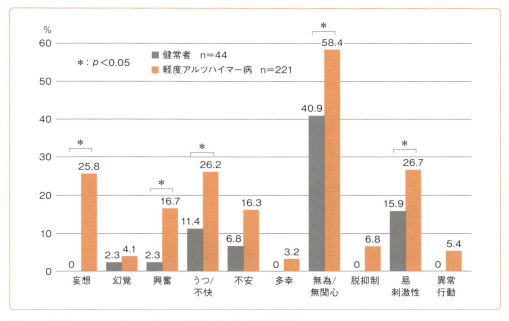

図48　軽度アルツハイマー病でみられる行動・心理症状

（八千代病院　愛知県認知症疾患医療センターのデータ）

表12 無為／無関心と易刺激性の有無を判断するための具体的な質問

無為／無関心の有無を尋ねる質問
- 以前に比べて意欲や自発性が低下してきていないか.
- 口数が減ってきていないか，家族内の会話に加わらないことが多くなってきていないか.
- 以前に比して感情が乏しくなってきていないか.
- 新しいことや周囲に対して関心を示さないことが多くなってきていないか.
- 家事全般に関わることが少なくなってきていないか.
- 以前の趣味に対して熱心さが低下してきていないか.

易刺激性の有無を尋ねる質問
- 些細なことで不機嫌になったり怒り出したりしないか.
- 気分の変動が目立ち，怒った後ですぐに機嫌が良くなったりしないか.
- 瞬間的に怒り出したりしないか.
- 待つことができず，以前に比して短気になった印象はないか.
- 最近，気難しくなってきていないか.
- 口喧しくなり，周囲と軋轢を起こすことが多くなってきていないか.

（NPI下位質問の項目を参考に著者が一部改変作成）

表13 脱抑制と異常行動の有無を判断するための具体的な質問

脱抑制の有無を尋ねる質問
- 結果を予想せずに衝動的に行動することはないか.
- 見ず知らずの他人に対して馴れ馴れしく話しかけたりしないか.
- 他人に向かって礼儀に欠ける，失礼なことを言ったりしないか.
- 今まではなかった下品あるいは卑猥な言動をすることはないか.
- 自分やその家族のプライベートなことを赤の他人に話したりしないか.
- むやみに他人の体を触ったりしないか.

異常行動の有無を尋ねる質問
- 目的なく自宅内や自宅の周囲を歩いたりしないか.
- タンスや戸棚の中のものを出したりしまったりしないか.
- 衣服の着脱を繰り返すなど意味なく反復した行動をしないか.
- 落ち着きなく無意味な行動を繰り返さないか.
- じっとしていられずそわそわすることが多くなってきていないか.

（NPI下位質問の項目を参考に著者が一部改変作成）

📎 診断のためのワンポイントアドバイス

　問診で妄想や多幸，脱抑制，異常行動に該当する症状がみられる場合には軽度アルツハイマー病の可能性を考える.

9. 日常生活障害から軽度アルツハイマー病を診断するコツ

　軽度アルツハイマー病と診断される患者では，どのくらいの頻度で日常生活に障害が認められるのだろうか．**表14**は，MMSEの重症度別からみた日常生活障害の頻度を示したものである．PSMS（physical self-maintenance scale）は，基本的日常生活動作を評価するスケールであり，排泄と食事，着替え，身繕い（身だしなみ，髪・爪の手入れ，洗髪など），移動能力，入浴の6項目を評価する．1から5までの5段階で評価するが，本人だけ

第4章　実臨床でアルツハイマー病による軽度認知障害および軽度認知症をどう診断していくか

表14　MMSE重症度からみたアルツハイマー病（AD）における日常生活動作ADLの評価

女性アルツハイマー病			n＝1,680
	軽度AD (n＝376)	中等度AD (n＝1,119)	高度AD (n＝185)
PSMSとIADLいずれも自立	25.3％ (95)	11.6％ (130)	1.6％ (3)
PSMSとIADLいずれも非自立	33.5％ (126)	54.1％ (605)	84.9％ (157)
PSMSは自立，IADLが非自立	38.0％ (143)	32.6％ (365)	13.5％ (25)
PSMSは非自立，IADLは自立	3.2％ (12)	1.7％ (19)	0％

男性アルツハイマー病			n＝961
	軽度AD (n＝253)	中等度AD (n＝613)	高度AD (n＝95)
PSMSとIADLいずれも自立	30.4％ (77)	16.0％ (98)	5.3％ (5)
PSMSとIADLいずれも非自立	28.1％ (71)	46.5％ (285)	76.8％ (73)
PSMSは自立，IADLが非自立	38.7％ (98)	33.7％ (207)	16.8％ (16)
PSMSは非自立，IADLは自立	2.8％ (7)	3.8％ (23)	1.1％ (1)

PSMS：physical self-maintenance scale
IADL：instrumental activities of daily living

軽度；22点以上，中等度；13-21点，高度；12点以下

（八千代病院　愛知県認知症疾患医療センターのデータ）

であるいは介助なしにこれらの動作を遂行できる場合は日常生活障害がない（自立）と判断される．IADL（instrumental activities of daily living）は，手段的日常生活動作を評価するスケールであり，電話の使い方ならびに買い物，食事の支度（女性のみ回答），家事（女性のみ回答），洗濯（女性のみ回答），移動・外出，服薬の管理，金銭の管理のなかで女性では8項目，男性では5項目が評価される．PSMSで6点，IADLは女性で8点，男性で5点を示した患者を日常生活障害なし，つまり自立として検討を行った．軽度アルツハイマー病（MMSEが22点以上）に注目してみると，PSMSならびにIADLがいずれも自立，つまり日常生活に支障がないと判断されるアルツハイマー病患者の割合は女性では25.3％，男性では30.4％であった．生活障害がないのになぜ認知症と診断したのかの疑問に対しては，病歴や問診・診察，MMSE以外の神経心理検査，一部は脳SPECT検査などを実施し総合的な判断をしたうえでアルツハイマー病との診断を下しているからである．軽度アルツハイマー病では，日常生活障害が目立たないあるいは家族が気づかない患者が少なからず存在することを認識しておくべきであろう．

診断のためのワンポイントアドバイス

日常生活障害がないからアルツハイマー病ではないと考えてはならない．軽度アルツハイマー病では日常生活障害が目立たないことも少なくない．

図49は，上記PSMSならびにIADL評価を実施した患者のなかで軽度アルツハイマー病300名と健常者（非認知症）263名を対象にPSMSの各項目別に基本的日常生活動作に支障がない，つまり自立と判定された患者の頻度を示したものである．健常者ではほぼ全員が排泄ならびに食事，着替え，身繕い，移動能力，入浴の6項目について自立をしていた．一方，軽度アルツハイマー病では，移動能力で28.0％，身繕い16.7％，排泄12.0％，

着替え9.7％ですでに自立できない状況であった．軽度アルツハイマー病を診断するためには，基本的日常生活動作のなかでひとりで出かけることができるか否かの移動能力と身だしなみや髪・爪の手入れ，洗顔などの身繕いについて自立しているか否かを尋ねるとよい．図50は，同様の対象群に対して手段的日常生活動作を評価するIADLの各項目で自立と判定された患者の頻度を示したものである．男女を合わせると買い物と服薬の管理，

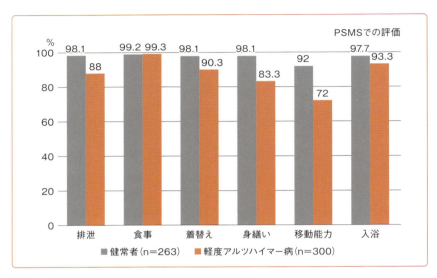

図49 基本的日常生活動作の評価（自立の頻度）

（八千代病院　愛知県認知症疾患医療センターのデータ）

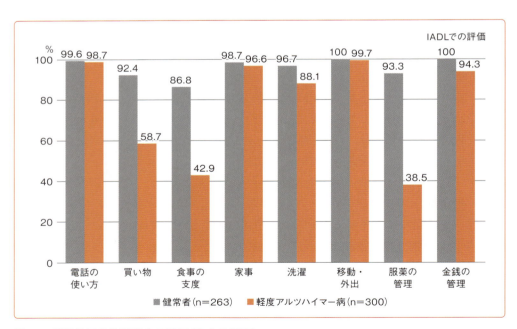

図50 手段的日常生活動作の評価（自立の頻度）
　　　食事の支度と家事，洗濯は女性のみの評価で軽度アルツハイマー病n＝177，健常者n＝152
　　　服薬の管理では未服薬21名を除く

（八千代病院　愛知県認知症疾患医療センターのデータ）

第4章　実臨床でアルツハイマー病による軽度認知障害および軽度認知症をどう診断していくか

表15　軽度アルツハイマー病を診断するための日常生活障害に関する問診

- 一人で外出をして適切に用事を済ませることができるか.
- 日々,身だしなみに気を遣っているか.女性ならば髪の手入れをしているか.
- 買い物で目的の物を適切に買ってくることができるか.同じ物を買ってくることはないか.
- 服薬の管理を本人だけでできるか.服薬忘れが頻繁になってきていないか.
- 料理を今までのようにできているか.味付けに問題はないか.惣菜や出来合いのおかずを買ってくることが増えてきていないか.

女性患者群では食事の支度が軽度アルツハイマー病で自立できていないことがわかる.ここからいえることは,健常者から軽度アルツハイマー病を鑑別するためには,手段的日常生活動作のなかで買い物と服薬の管理が適切にできるか否か,女性患者では食事の支度を今までのように適切にできるか否かを尋ねるとよいといえる.以上の結果を踏まえて,実臨床で軽度アルツハイマー病に位置する患者を健常者から鑑別する際に役立つ日常生活に関する問診事項を作成した(表15).

診断のためのワンポイントアドバイス

軽度アルツハイマー病では,日常生活動作のなかで買い物あるいは服薬管理,食事の支度(準備)に支障が出てくることが多い.これらを病歴聴取の際に家族に尋ねると軽度アルツハイマー病を発見しやすい.

10. CDRの視点から軽度認知障害あるいは軽度認知症を考える

臨床認知症尺度(clinical dementia rating:CDR)は,認知症の重症度を判断するための評価スケールのひとつである.CDRは,1982年にHughesらによって提唱[6]され,近年は抗認知症薬の開発の際に実施される臨床試験で広く活用されている.下位項目として,記憶ならびに見当識,判断力と問題解決,地域社会活動,家庭生活および趣味・関心,介護状況の6項目の評価によってスコアが決定される.本人への問診と患者の状況をよく知る家族や身近な周囲の人からの情報を基に評価する.各項目について0から3のいずれかで判定し,それらを総合して重症度を判定する.

Clarity-AD試験では,対象の選択基準としてアルツハイマー病による軽度認知障害では,CDR全般スコアが0.5かつ記憶スコアが0.5以上,軽度アルツハイマー病ではそれぞれ0.5〜1かつ0.5以上と規定している.CDR実施の所要時間は40分から60分ほどなので,通常の外来ですべての初診患者に施行することは現実的ではない.実臨床では初診の時点で軽度認知障害あるいは軽度アルツハイマー病を診断するためにCDRを実施する時間的余裕はあまりないといえるのではないだろうか.初診時の検査で抗アミロイドβ抗体薬治療の候補となった患者に対して後日CDRを実施するのが現実的であろう.

11. 軽度アルツハイマー病を診断するために脳画像検査をどのように使い分けるか

　脳画像検査は，脳形態画像検査と脳機能画像検査に大別される．抗アミロイドβ抗体薬治療が実用化された今日の認知症診療では，脳画像検査としてMRI/CTと脳SPECT検査，アミロイドPET検査の3つのツールが利用できることになっている．脳機能画像検査であるアミロイドPET検査は，抗アミロイドβ抗体薬が臨床の現場に導入されるまで保険適用になっていなかったので自費以外に本検査を受ける術はなかった．2023年12月，レカネマブの上市に伴いアミロイドPET検査が保険適用を取得したことから保険内診療で本検査を実施することが可能になったのであるが，すべての患者に対して保険適用になったわけではない．ドナネマブの上市に伴いアミロイドPET検査診断薬の添付文書が2024年11月に改訂（第5版）され，保険給付上の注意として，「本剤は，効能又は効果として『アルツハイマー病による軽度認知障害及び軽度の認知症の進行抑制』を有する医薬品に係る厚生労働省の定める最適使用推進ガイドラインに沿って実施される，アミロイドPET検査に使用される場合に限り，保険適用される」との文言が付記されている．つまり，レカネマブあるいはドナネマブ治療を希望し最適使用推進ガイドラインに適合する患者のみに保険適用がなされるとの制約を課されているので闇雲にアミロイドPET検査を実施することはできない．ここでは，脳画像検査を臨床の現場でどのように使い分けながら軽度アルツハイマー病を診断するかについて解説をする．

① 典型的な臨床像を呈する患者あるいは認知症が相当進んでいる患者では脳形態画像検査を実施し，頭蓋内に器質的疾患あるいは治療可能な病態が存在していないことを確認することでアルツハイマー病との臨床診断を下してよい．あえて脳機能画像検査を実施する必要はない．以下の事例は軽度アルツハイマー病ではないが脳機能画像検査が不要な事例として紹介する．

事例13　アルツハイマー病がやや高度に進展している60代前半，女性

病歴と問診・診察：発症時期ははっきりしないが5年前から料理や洗濯をしなくなった．2年前から夫の顔を認識できない．現在，感情の起伏が激しい，毎日同じ衣服を着ている，食事で何を食べたかわからない，レジで勘定の支払いをできない．受診の1か月前にスーパーで万引きを2回行って警察に逮捕された．自宅内にジュースが50本以上残っている．問診では，自身の年齢を答えることができず，家族構成（夫と息子の3人暮らし）を尋ねると，「私とおじちゃん，○○君，○○君は男の子，子どもではない，おじちゃんは大切な人」と答えていた．神経学的に異常はない．

神経心理検査：MMSEは12点，HDS-Rは8点，ADAS-J cog.は40点であった．図51に時計描画テストCLOXの結果を示す．自発描画課題では丸を描いてその中に勝手に文章を記入している．PSMSならびにIADLを用いた日常生活動作の評価では，着替えや入

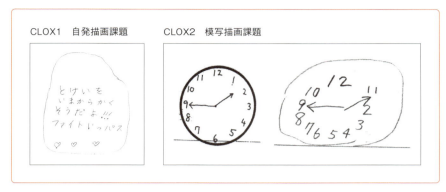

図51 アルツハイマー病がやや高度に進展している60代前半，女性，時計描画テストCLOX

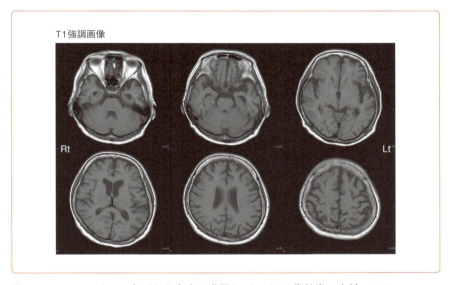

図52 アルツハイマー病がやや高度に進展している60代前半，女性，MRI

浴，買い物，食事の支度，洗濯，服薬・金銭管理などに支障がみられる．

脳画像検査（図52）：MRIでは，両側海馬を含むびまん性脳萎縮はみられるが局在病変は観察されない．海馬傍回の萎縮を評価するVSRADでは，萎縮の程度は2.52であった（関心領域内の萎縮がかなりみられる）．

診断と臨床経過：本事例は，病歴と問診・診察のみから認知機能の著しい低下と多彩な生活障害の存在は明らかであり，認知症と診断を下すことは容易である．さらにMRIでびまん性脳萎縮がみられ，認知症の主因となるその他の局在病変がないことからアルツハイマー病と診断することに躊躇することはない．本事例に脳SPECT検査やアミロイドPET検査を実施する必要性はない（もちろん，実施することは構わないが）．本事例では病歴と問診・診察，神経心理検査，脳形態画像検査のみで臨床診断を下すことに問題はない．このようにアルツハイマー病として典型的な病像を呈する事例や認知症が中等度以降に進展している事例では，CT/MRIを実施して頭蓋内に器質的疾患や治療可能

な病態が存在しないことを確認するだけで十分である．本事例では認知症がやや高度に進展していることから抗アミロイドβ抗体薬治療の適応にならないことは明らかである．もちろん，典型的な病像を示しかつ軽度アルツハイマー病と診断された患者が抗アミロイドβ抗体薬治療を希望する際には，最適使用推進ガイドラインに沿ってアミロイドPET検査を実施する場合もあるかと思われる．

診断のためのワンポイントアドバイス

典型的な臨床像を示す患者や認知症が進んだ患者では，脳形態画像検査を実施するだけで臨床診断を下すことが可能である．

② 若年発症でもの忘れ症状を訴える患者の場合，認知症以外にうつやその他の精神神経疾患との鑑別が重要であり，臨床診断を下す際には慎重さがより求められる．若年発症アルツハイマー病では多くの事例で脳SPECT検査によって左右差はみられるが，両側頭頂葉後部ならびに／あるいは後部帯状回から楔前部に血流低下を観察できる．若年発症アルツハイマー病が疑われる事例でアミロイドPET検査を実施できる医療環境にないならば，脳SPECT検査を行ったうえで臨床診断を下すようにしたい．

事例14　職場で仕事の遂行ができなくなってきた60代前半，男性

病歴と問診・診察：60歳で定年になったが同じ職場で仕事量も変わらず働いている．家族は，以前からもの忘れを感じていたが60歳を超えた頃から探しものが多くなってきた．言われたことを全く覚えていないことがある．仕事の効率が悪くなったのか帰宅時間が遅くなっている．何回も言わないと理解ができない．パソコンで仕事に関係する事柄を検索できなくなってきた．職場で大切な書類を3回ほど紛失してしまい，専門医療機関で診てもらったほうがよいと言われて受診になった．身体的に問題はない．問診では，診察日の日や曜日，前日の夕食の内容を想起できなかった．3単語の遅延再生では，自発的にひとつも想起できず，ヒント提示でひとつだけ想起が可能であった．

神経心理検査：MMSEは28点，HDS-Rは28点，ADAS-J cog.は8点，WMS-Rは20点（55〜64歳の基準値は22.0±7.1点）．手段的日常生活動作を評価するIADLでは服薬管理に支障がみられる．

脳画像検査（図53）：MRIでは，軽微な脳萎縮はみられるが局在病変は観察されない．脳SPECT検査では，右頭頂葉から側頭葉にかけての広範囲な領域と左頭頂葉後部（緑矢印），後部帯状回から楔前部（赤矢印），右前頭葉（黄矢印）に脳血流の有意な低下が観察された．

診断と臨床経過：本事例は，病歴と問診・診察で認知症の可能性が想定されるが神経心理検査の結果は比較的良好であった．病歴から長年働いている職場で支障が目立ってきていることは明らかであり，IADLで服薬管理ができないと家族は述べていることから，神経心理検査ではいまだそれほどの低下はみられていないが職業上での支障がみられ始めている若年発症アルツハイマー病を疑うべき事例である．本事例では，アミロイド

第4章　実臨床でアルツハイマー病による軽度認知障害および軽度認知症をどう診断していくか

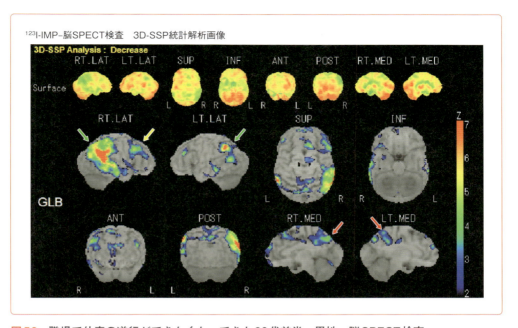

図53　職場で仕事の遂行ができなくなってきた60代前半，男性，脳SPECT検査
右頭頂葉から側頭葉にかけての広範な部位と左頭頂葉後部（緑矢印），後部帯状回から楔前部（赤矢印）で有意な血流低下が観察される．右前頭葉（黄矢印）にも血流低下がみられる．

　PET検査が保険適用を取得する以前の事例であったので脳SPECT検査で代用したが典型的なアルツハイマー病の血流異常を呈していた．抗アミロイドβ抗体薬治療を前提としてアミロイドPET検査が保険適用を取得している現在，この治療を希望する患者ではアミロイドPET検査を実施すべきであるが，抗アミロイドβ抗体薬治療を希望しないあるいはその適用外で若年発症アルツハイマー病が疑われる患者では，誤診を避けるためにも脳SPECT検査を実施することが必須といえる．

🖉 診断のためのワンポイントアドバイス

　若年発症アルツハイマー病は脳SPECT検査だけで診断を下すことが可能である．ただし，若年でアルツハイマー病なのか否かの判断が困難なときには誤診を避けるためにもアミロイドPET検査を実施すべきである．

③ 典型的なアルツハイマー病の臨床像を示しかつ認知症が軽度の段階に位置する患者では，診断後に抗アミロイドβ抗体薬治療の適応が想定されるので患者や家族がその治療を希望する場合にはアミロイドPET検査を実施する．アミロイドPET検査は，利用できる施設が限定されることや検査費が高額なことから，抗アミロイドβ抗体薬治療を希望しない場合やアルツハイマー病との診断に対してより確実な担保が欲しい場合には脳SPECT検査を実施する．

| 事例15 | 認知機能障害が軽度なのでアルツハイマー病の診断を下すことに対して躊躇する70代後半，女性 |

病歴と問診・診察：2年前頃からしまい忘れやおき忘れが目立ってきた．同じことを何回も言ったり確認をしたりすることが多くなってきた．料理や買い物，金銭の管理などの日常生活に支障はない．1年前から病身の夫に関わっている介護関係者の顔を覚えられない，鞄の紛失などはみられたが日常生活に大きな支障は感じなかった．受診の半年前から30分前に話したことを忘れている，買い物で同じ物を買ってくることがある，待ち合わせの場所がわからないなど記憶の低下に関して全体的に進んでいるようである．

神経心理検査：MMSEは25点，HDS-Rは25点，ADAS-J cog.は9点，WMS-Rは1点（70〜74歳の基準値は18.5±7.5点）であった．MMSEとHDS-Rにおける3単語の遅延再生課題はそれぞれ1点，2点であった．NPIでは該当する項目はない．日常生活動作を評価するPSMSとIADLでは支障はないと家族は判断している．

脳画像検査：MRIでは軽度のびまん性脳萎縮は観察されるが頭蓋内に局在病変はない．海馬傍回の萎縮を評価するVSRADでは，萎縮の程度は1.42であった（関心領域内の萎縮がややみられる）．

診断と臨床経過：病歴や問診・診察，神経心理検査の結果から記憶の低下は明らかである．家族は，日常生活動作を評価するPSMSやIADLでは該当する項目はないと判断しているので健忘型軽度認知障害の診断が妥当なように思われる．しかしながら，脳梗塞後遺症で立ち上がることができない夫を無理に立たせようとして転倒させ骨折をさせるなどの判断力の低下や半年前に近くの神社から人の声が聞こえると訴えたことがあるなどの症状を考えると認知症に進展している可能性も否定できない．認知機能の軽度の低下は疑われるがアルツハイマー病と診断を下すには苦慮する事例である．このような事例の場合，確実な診断を下すために理想的にはアミロイドPET検査を実施したいものである．患者や家族が抗アミロイドβ抗体薬の治療を希望する場合にはアミロイドPET検査を実施する．

アミロイドPET画像（図54）：両側の後部帯状回から楔前部の皮質に達するフルテメタモルの高集積が観察される（赤矢印）．両側の尾状核にも集積がみられる．

　もの忘れ症状は存在するが生活障害はないと訴える家族は少なくない．この場合，加齢に伴うもの忘れのこともあるが生活障害が目立たないあるいは家族が気づいていない軽度アルツハイマー病が含まれていることを忘れないようにしたい．家族は，自分たちが困るか否かを生活障害の判断基準にしていることが多いので，本事例のように買い物で同じ物を買ってくることがあるという状況に関して家族はそれほど困らないので，生活障害はないと医師に伝えることがしばしばある．認知症か否かの診断には生活障害が存在するか否かを判断することが原則であるが，家族が生活障害はないと答えていてもその内容を十分吟味することが必要である．病歴や問診・診察，神経心理検査の結果では認知症を強く疑うにもかかわらず家族が生活障害を感じないと述べている事例を認知症には進展していないと安易に判断している医師が少なからずみられる．しかしながら，軽度アルツハイマー

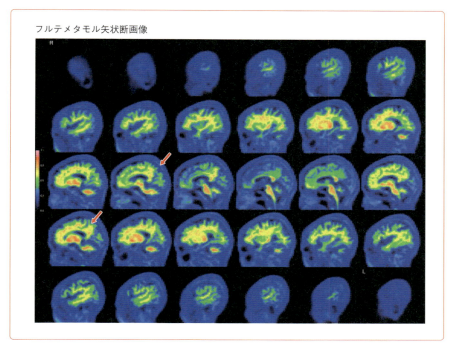

図54 認知機能障害が軽度なのでアルツハイマー病の診断を下すことに対して
躊躇する70代後半，女性，アミロイドPET検査
両側の後部帯状回から楔前部の皮質に達するフルテメタモルの高集積が観察される（赤矢印）．
両側の尾状核にも集積がみられる．

病では，生活障害が目立たない事例も少なからず存在することは明らかである．家族が生活障害はないと述べている場合でも病歴や問診・診察，神経心理検査などを総合的に判断したうえで軽度アルツハイマー病に進展している可能性を除外できないことを認識しておくべきである．そのような視点をもたないと軽度アルツハイマー病を見逃してしまう危険性があることを心がけておきたい．軽度アルツハイマー病では，生活障害が目立たないあるいはわずかに存在している時期に診断を求められるのである．

診断のためのワンポイントアドバイス

認知機能障害が軽度でアルツハイマー病なのか否かの判断が困難な事例では，抗アミロイドβ抗体薬治療を前提にアミロイドPET検査を実施し正確な臨床診断を下すようにしたい．

文献

1) van Dyck CH, Swanson CJ, Aisen P, et al: Lecanemab in Early Alzheimer's Disease. N Engl J Med, 388(1): 9-21, 2023.

2) McKhann GM, Knopman DS, Howard Chertkow H, et al: The diagnosis of dementia due to Alzheimer's disease: recommendations from the National Institute on Aging-Alzheimer's Association workgroups on diagnostic guidelines for Alzheimer's disease. Alzheimers Dement, 7 (3) : 263-269, 2011.

3) Albert MS, DeKosky ST, Dickson D, et al: The diagnosis of mild cognitive impairment due to Alzheimer's disease: recommendations from the National Institute on Aging- Alzheimer's Association workgroups on diagnostic guidelines for Alzheimer's disease. Alzheimers Dement, 7 (3) : 270-279, 2011.

4) Sims JR, Zimmer JA, Evans CD, et al: Donanemab in Early Symptomatic Alzheimer Disease The TRAILBLAZER-ALZ 2 Randomized Clinical Trial. JAMA, 330 (6) : 512-527, 2023.

5) Zhao M, Lv X, Tuerxun M, et al: Delayed help seeking behavior in dementia care: preliminary findings from the Clinical Pathway for Alzheimer's Disease in China (CPAD) study. Int Psychogeriatr, 28 (2) : 211-219, 2016.

6) Hughes CP, Berg L, Danziger WL, et al: A new clinical scale for the staging of dementia. Br J Psychiatry, 140: 566-572, 1982.

第5章

レカネマブを使用するための
実用的手順と注意点

　2023年12月20日に疾患修飾薬のひとつである抗アミロイドβ抗体薬レカネマブ（レケンビ®）が薬価収載され実臨床で使用可能になっているが，その効能，効果の視点から認知症が心配との主訴で受診してきた患者すべてがレカネマブ治療の対象になるわけではない．レカネマブ治療の対象は，アルツハイマー病による軽度認知障害および軽度認知症に限定されている．レカネマブは，最適使用推進ガイドラインの対象品目に指定されているので使用できる医師や医療機関が限定されている．このように従来使用されてきた症状改善薬と異なってレカネマブの使用には種々の制限が課されている．本章ではレカネマブを使用する際にどのような手順を踏んでいけばよいかについて実臨床の立場から考える．

1. 最適使用推進ガイドラインに合致した患者を選択する

レカネマブの使用について2023年12月に厚生労働省から最適使用推進ガイドライン[1]（以下，ガイドライン）が公表されている．投与対象とする患者として，① 患者本人および家族・介護者がレカネマブによる治療意思をもっていること，② MMSE総得点が22点以上ならびにCDR全般スコアが0.5または1の双方を満たすことが投与開始前1か月以内の期間を目安に確認されることを挙げている．CDRは，検査時間として少なくとも40分から60分を要するのでスクリーニング検査として初診患者すべてに実施することはおそらく不可能であろう．初診の時点では，MMSEを含む神経心理検査とMRIを実施し，MRI上での禁忌事項に該当せず，かつMMSEが22点以上を示す患者に対してレカネマブ治療を希望するか否かの説明を行うことになる．そこで患者ならびに家族らがレカネマブ治療を希望する場合に後日CDRを実施するという手順が実臨床では想定される．MMSEとCDR全般スコアが選択基準に合致したとき，次にアミロイドPET検査あるいは脳脊髄液バイオマーカー検査を実施しアミロイドβ病理の有無を判断する手順となる（CDR実施前にアミロイドPET検査あるいは脳脊髄液バイオマーカー検査を実施することはガイドラインの規定からできないようである）．ガイドラインではMMSEとCDRは，投与開始前1か月以内を「目安」に行うよう規定されているので，アミロイドPET検査あるいは脳脊髄液バイオマーカー検査も厳密にはMMSEとCDR実施日から1か月以内に実施しなければレカネマブの投与ができなくなる．前述の「目安」についての具体的な期間は不明であるが，長くみても1.5か月以内にすべての検査を実施しなければならないということになるのではなかろうか（仮に1か月以内と厳密に規定すると実臨床ではかなり厳しい日程を求められることになる）．著者は，2024年12月までに50名の患者にレカネマブ治療を開始しているが，いずれもMMSEとCDR評価日から1か月以内にその治療を開始している．再来患者でレカネマブ治療を希望する場合も同様にまずMMSEとCDRを実施し，選択基準に合致することを確認後にアミロイドPET検査あるいは脳脊髄液バイオマーカー検査を行うことになる．

2. アミロイドβ病理の存在を確認する

臨床像ならびにMRIにてレカネマブ治療の対象となり得る患者と家族がその治療を希望しMMSEとCDRの結果が選択基準に合致した後，その患者にアミロイドβ病理が存在するか否かの確認に移ることになる．なぜならばレカネマブは，承認を受けた検査方法，つまりアミロイドPET検査あるいは脳脊髄液バイオマーカー検査，またはこれらと同等の診断価値を有する診断法によってアミロイドβ病理の存在を確認できた患者にのみ使用

第5章　レカネマブを使用するための実用的手順と注意点

表16　脳脊髄液・血液バイオマーカー検査の不適切な使用例

- アルツハイマー病を含む認知症の発症前診断や発症予測を目的に無症候者を対象に行う検査
- 自覚的なもの忘れ等を訴えるが客観的には認知機能障害を認めない場合
- 認知症の重症度の判定
- 脳脊髄液を採取するために実施する腰椎穿刺の際に，合併症が生じるリスクが高い方や過度な身体的負担が予想される場合
- 遺伝性認知症の家系員に対して遺伝要因の保因状態を推定するための使用
- 無症状の *APOE ε* 4保持者に対して脳内アミロイド蓄積を予測する目的
- 保険収載されているアルツハイマー病に対する症状改善薬（ドネペジル塩酸塩，ガランタミン臭化水素酸塩，リバスチグミン，メマンチン塩酸塩）の効果を判定するための使用
- 医療以外の目的（雇用時健康診断や保険契約目的など）
- バイオマーカーの結果の解釈を十分に行わず，適切な結果の開示が行えない場合

(認知症に関する脳脊髄液・血液バイオマーカー，*APOE* 検査の適正使用指針第2版2023年9月30日より作成)

が可能だからである．2024年12月の時点ではアミロイドPET検査か脳脊髄液バイオマーカー検査のいずれかが選択肢に挙がるが，後者を実施することは実臨床の現場では困難なことが多いのではないだろうか．なぜならば，髄液穿刺の手技が煩雑であり外来で容易に実施しにくい，対象となる患者は高齢者の場合が多いので脊椎変形などが原因で穿刺が難しいことがある，穿刺に伴う合併症（穿刺後頭痛や穿刺部周辺の出血など）の危険性を排除できないからである．**表16**は，2023年9月30日付の「認知症に関する脳脊髄液・血液バイオマーカー，*APOE*検査の適正使用指針（第2版）」[2]に掲載されている脳脊髄液・血液バイオマーカー検査の不適切な使用例を示したものである．実臨床ではアミロイドPET検査のほうが実施しやすく患者負担の少ない検査といえる．自施設でPET装置を所有しているならば問題はないが，自施設にない場合にはPET装置を持ちさらにアミロイドPET検査を実施している医療機関に検査を依頼しなければならない．

3. レカネマブ治療の開始を避けたほうがよい病態

　Clarity-AD試験[3]では，急性期の脳血管障害や一過性脳虚血発作（TIA），出血性疾患，過去12か月以内にけいれん発作を生じた患者，BMIが35以上あるいは17以下の患者は選択基準から外している．**表17**は，Cummingsらが提唱するレカネマブの適正な使用勧告（Appropriate Use Recommendations：AUR）[4]で記載されているレカネマブを使用すべきではない疾患・病態を示したものである．ワーファリンやビタミンK拮抗薬，DOAC，ヘパリン，血栓溶解薬を使用している患者は，実臨床で安全性などが明らかになるまでレカネマブの使用を避けるべきであるとしている．アスピリン（325mg/日まで）あるいは他の抗血小板薬については標準的な用量を使用している限りレカネマブ使用は可能としている．*APOE ε* 4ホモ接合型を持つ患者で抗血小板薬を服薬している場合にはARIAのリスクが高まると指摘している．著者は，2024年12月の時点で50名の患者にレカネマブ

89

表17　AUR が勧告するレカネマブ投与を除外すべき疾患・病態

- 最大径10 mm以下で5個以上の微小出血の存在，10 mm以上の脳出血，脳表ヘモジデリン沈着症，血管原性浮腫，2個以上のラクナ梗塞あるいは主幹動脈を巻き込んだ脳梗塞，Fazekas3に該当する高度の白質病変，amyloid beta-related angiitis（ABRA），cerebral amyloid angiopathy-related inflammation（CAA-ri），認知機能障害を生じるその他の頭蓋内病変
- アルツハイマー病以外を示唆するMRI所見
- 12か月以内に発症した脳血管障害あるいはTIA，けいれんの既往
- レカネマブ使用に関する情報を理解できない状態の精神疾患
- レカネマブ使用に関する情報を理解できない状態の大うつ，情報開示による自殺企図のおそれのある患者
- 自己免疫疾患（たとえば，SLE，RA，クローン病など），免疫抑制剤や免疫グロブリン製剤，モノクローナル抗体などを使用している患者
- 適切なコントロールがなされていない出血性疾患を持つ患者（たとえば，血小板数が5万未満，抗凝固薬を受けてはいないがINRが1.5以上）
- 抗凝固薬を服薬している患者，tPA治療を受けている患者
- レカネマブ投与に影響するあるいは影響される不安定な身体疾患を持つ患者

(Cummings J, et al: Lecanemab: Appropriate Use Recommendations. J Prev Alzheimers Dis, 10（3）: 362-377, 2023 Table2より著者作成)

治療を実施しているが，そのなかの2名はレカネマブ治療前からアスピリン100 mgを内服している患者である．治療開始後半年を経過しているがMRI上で出血性合併症などは観察されていない．

4. レカネマブ治療を開始する前に患者や家族に説明すべき内容

① 患者や家族によってはレカネマブ治療でアルツハイマー病が治る，進行が止まると思い込んでいることもあるので，そうではなく病気の進行が遅くなる効果を持つ薬剤であることを再度確認しておくことが必要である．2週ごとの点滴のために病院への受診が必要であるが，いつでも患者や家族の希望で中止をすることが可能なこと，ARIAという副作用の発現を確認するために不定期になるがMRI検査が必要なこと，MRI検査は放射線を被曝することがないので短期間に繰り返し検査を受けても支障がないことを説明する．

② レカネマブの投与は原則18か月までとされており，それ以降は，病気の状態によって延長するか否かを考えていくことも忘れずに患者と家族に伝えるようにしたい．著者は，レカネマブ治療を開始する際に，まず半年間治療を受けてみてはどうかと患者と家族に勧めている．半年間点滴治療を受けてその後も継続してみたいと考えるならば継続すればよいし，通院が困難であるなど諸般の事情が出現してきたときには中断をしてもよいのではないかと伝えている．18か月間継続と厳密に伝えるよりも半年単位

でその後について考えていきましょうと説明するほうがレカネマブ治療を受け入れやすいように感じる．投与開始後6か月を経ると最寄りの施設条件を満した医療機関にてレカネマブの点滴を継続できる選択肢もあることを伝えるとよい．

③ 点滴開始時に注入に伴う反応infusion reactionが生じる可能性を説明する．この副作用は，レカネマブ治療を受ける患者4名にひとりの頻度で生じる可能性があるとClarity-AD試験で報告されており，症状としては頭痛や悪寒，発熱，吐き気，嘔吐などが一般的であるが多くは軽度で経過していくことを説明する．さらにごく稀にアナフィラキシーなどの重篤な状態を呈することもあるが，レカネマブの点滴は病院内で実施するのでその場合には迅速に対応することが可能であると伝えて患者や家族に過度の不安を与えないようにする．点滴を開始後になんらかの異変を感じたときには家族あるいは病院スタッフにすぐに知らせるように患者に伝える．家族には可能な限り点滴中は患者のそばに付き添って見守りをするように指導する．

④ レカネマブを含む抗アミロイドβ抗体薬治療の最大の副作用あるいは注意すべき点としてARIAについて説明する．ARIAは，レカネマブを投与された患者8名にひとりの頻度で出現するとClarity-AD試験で報告されており，投与開始から14週以内（約4か月以内と言ってもよい）に発現することが多く，最も注意すべき副作用であることを必ず説明する．可能ならば，ARIA-EやARIA-Hの実際の写真を患者や家族に見せてその状態を確認してもらうとよい．ARIAは，多くは無症状で経過するのでMRI検査によってその存在が初めて判明することがほとんどであるが，場合によっては頭痛や視力障害，めまい，吐き気，歩行障害などが出現することもあると伝える．その場合には直ちに医療機関に連絡するように指導する．また，稀にけいれんやてんかん重積状態，脳症などの重篤な状態を生じることもあるので，その場合には救急車を呼んで早急に治療を受けた医療機関を受診するよう指示する．その際，救急隊にはアルツハイマー病の点滴治療を受けているのでその治療を受けている病院に搬送してくださいと伝えるよう指導する．ARIAが発現した際には，その後の治療を継続するか中断するかの判断が必要になるので，発現した際にはその後の治療については再度の話し合いが必要になることを伝える．

⑤ レカネマブ投与開始後に別の病院や医院・クリニックから抗凝固薬（と言っても患者や家族は理解しづらいので血液をサラサラにする，血液を固まらなくする薬と言ったほうがよいかもしれない）が開始される可能性を否定できないので，新しい薬が処方された場合には，必ず主治医に伝えるように指導する．なぜならば，レカネマブ投与中に抗凝固薬を併用されると出血性合併症が助長される可能性があるからである．

⑥ 本剤で治療を開始した際には，その後の経過を含めて患者情報を厚生労働省に全例届出をしなければならない決まりになっていることを患者ならびに家族に説明をしたう

えで承諾を得ることも必要である．文書で承諾を得る必要はないが，診療録にその件で承諾を得たことを日付とともに記載しておくべきである．

5. 院内・関連部署との連携の構築

　レカネマブ治療に際して，院内で連携すべき主な部署は，点滴を実施する看護部（看護師）と薬剤調整を行う薬剤部（薬剤師），MRI検査を受け持つ放射線科（放射線科医と技師）である．点滴を実施する看護師には，レカネマブ点滴の際の注意事項を必ず周知し，もし点滴中に異変が発生したならば迅速に医師に連絡するよう指導する．図55は，当院薬剤部が作成している「レケンビ®点滴静注　投与時の注意点」であり，レカネマブ点滴を行う場所に常備することで注入に伴う反応 infusion reaction に対する備えを行っている．MRI検査を実施する放射線科技師には，ARIAの実際の画像例を渡して検査時にその存在に注意をしてもらうよう伝える．当院では，レケンビ®治療開始後に撮像したMRIについては，検査後直ちに放射線科医が読影を行い，ARIAの有無を確認してもらう体制を敷いている（主治医とのダブルチェックを実施している）．

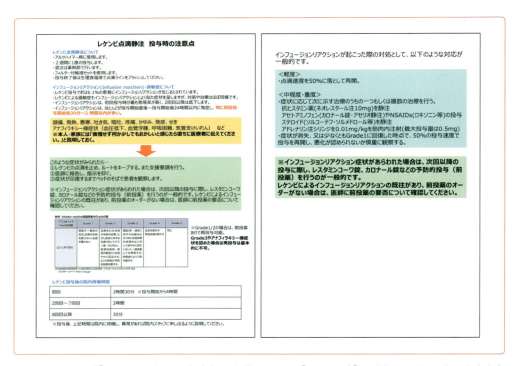

図55　レケンビ®治療を実施する点滴室に常備している「レケンビ®点滴静注・投与時の注意点」

第5章　レカネマブを使用するための実用的手順と注意点

6. レカネマブ投与時における実際の対応

　著者の施設では，レカネマブを初回投与する際には1時間30分かけて点滴を行い，注入に伴う反応infusion reactionがないときには2回目以降は1時間で滴下するように取り決めている．初回に注入に伴う反応infusion reactionが生じた場合には2回目の点滴に際して予防的投与を点滴開始の30分前に服薬したうえで1時間かけて滴下する．患者や家族が点滴に対して不安感が強い場合には2回目以降も1時間30分かけて滴下をすることもある．点滴中は15分ごとにバイタルサインの測定を初回投与から7回目までは実施している．8回目以降は開始時と点滴終了時，終了30分後に測定する．

　点滴後の待機時間としては，Clarity-AD試験で規定されていた待機時間を参考にして，初回投与の場合にはレカネマブ投与開始時から4時間は院内に留まるように指示している（点滴に1時間30分かけるので点滴終了から2時間30分に該当する）．その際には可能な限り著者やスタッフが働いている認知症疾患医療センターの待合室で待機するか近くにいるように伝えている．不都合な状態が発生したら直ちにスタッフに伝えるようにも指示している．2回目から7回目まではレカネマブ投与開始時から3時間の院内滞在とされている．つまり点滴終了から2時間であるが，実際には，点滴終了30分後にバイタルサインの確認を行い，その後，昼食などの時間を設けているので2時間待機は患者や家族にとってそれほどの苦痛ではないようである．8回目以降は点滴終了30分後のバイタルサインの測定を経て帰宅としている．

　レカネマブ治療を開始した患者では，半年ごとに1回，MMSEとCDR全般スコアの評価を行い，患者の臨床症状の推移ならびに評価を行うよう最適使用推進ガイドラインに記載されている．レカネマブの投与は原則18か月とされるので開始時を含めて計4回の評価を求められることになる．18か月以降の継続について上記ガイドラインでは，認知機能や日常生活障害の評価や有害事象の発現などから判断すると記載されているが，具体的な判断基準が明示されていないのでどのような判断根拠に基づいて継続の要否を判断したらよいかは不明である．18か月にわたり認知機能障害や日常生活障害があまり進行していないのでさらにレカネマブ投与を継続するのか，あるいはこれらが緩徐に進行・悪化しているので継続をしたほうがよいのかがはっきりしない．

　初回投与後6か月以降になると，施設要件を満たす他の医療機関にてレカネマブ投与を継続することも可能であると上記ガイドラインでは述べているが，その要件が厳しいこともあって実臨床では初回投与を開始した医療機関での継続治療になる場合が多いのではないだろうか．著者の施設では，2024年12月現在，27名が投与後6か月を経ているが他の医療機関に点滴を委託した患者は2名のみである．

7. MRI検査をどのように進めるか

　レカネマブ治療に関係なく，もの忘れ外来あるいは認知症を診断する専門外来では，初診の時点でMRIを実施する場合がほとんどであろうと思われる．初診の時点で臨床像ならびに神経心理検査の結果，アルツハイマー病による軽度認知障害あるいは軽度認知症と判断した場合，患者と家族にはレカネマブ治療が選択肢のひとつになることを説明することになる．レカネマブ治療を希望する際には撮像したMRI所見を再度検討する．MRIで脳内に微小出血（最大径10 mm以下）が5個以上あるいは最大径が10 mmを超える脳出血が1個，脳表ヘモジデリン沈着症が存在する場合にはレカネマブ投与は禁忌とされているので治療対象から外れることを患者や家族に説明し，従来の症状改善薬の使用を選択する．これらの存在を確認するためにMRI撮像法として少なくともFLAIR画像ならびにGRE T2*強調画像を実施することが必要である．以下に，MRI所見からレカネマブ治療の対象外になった事例を提示する．

事例16　軽度アルツハイマー病でレカネマブ治療を希望するがMRIで微小出血が5個みられる80代前半，女性

　3年前から自営業でのレジの仕事を徐々にできなくなってきた．鍵のおき忘れなども目立ってきており自宅内の片付けができなくなってきている．旅先で買い物をしたが支払いをしたことを忘れてしまい再度支払いをしようとした．グラウンドゴルフには割によく出かけるがそれ以外は自宅でうつらうつらしていることが多い．以前は降圧剤を服薬していたが1年前に勝手に通院をやめてしまった．MMSEは22点，HDS-Rは20点，ADAS-J cog.は13点であり，軽度アルツハイマー病と診断した．家族は，レカネマブ治療を希望したがMRI（図56）で微小出血が5個観察されたことから治療対象外になった．

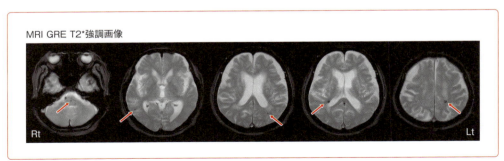

図56 軽度アルツハイマー病でレカネマブ治療を希望するがMRIで微小出血が5個みられる80代前半，女性
脳幹（橋）や両側大脳半球に5個の微小出血が観察される（赤矢印）．

レカネマブ治療に関してMRI検査をどのように設定したらよいかを以下で解説する．

① 製造販売会社の適正使用ガイドなどでは，レカネマブ投与前のMRIは1年以内に撮像されていればよいとされているが，実臨床ではレカネマブ治療を患者や家族が希望する時点でMRIを再度実施して新たな病変の存在を除外しておくべきである．前回に撮影した時期から時間を経ると微小出血や無症候性脳梗塞などが新たに出現している可能性を否定できないからである．

② 治療開始後では，5回目の投与前（投与開始2か月後）と7回目の投与前（投与開始3か月後），14回目の投与前（投与開始6か月後）を目安にMRIを実施するとされる．この規定は，あくまでも原則であり施設における予約状況や患者や家族の都合によってある程度の前後への移動は許容されると思われる．

③ ARIAの発現は，レカネマブ投与開始から14週以内に多いとされるので，この期間までは臨床像の推移を慎重に観察する．患者や家族に従来と異なる症状，たとえば，頭痛やめまい，吐き気，歩行障害，見づらいなどの状態が新たに出現したときには，直ちに主治医に連絡をするよう指導しておくことが重要である．

④ 前項の症状を訴えるとき，ARIA発現の可能性を考慮し緊急でMRI検査を実施する．ARIA-EあるいはARIA-Hの存在が確認されたときには，症候性と判断されるのでレカネマブ投与を中止する（ARIA-Hは症状がみられないことがほとんどである）．ARIAの症状がないなかで定期的に実施したMRIにてARIA-EあるいはARIA-Hが観察された場合，つまり無症候性のときにはその重症度を判定したうえでそれぞれ図57，58の手順で対応していく．

⑤ レカネマブ投与開始6か月まで症候性の有無を問わずMRIで異常が観察されないとき，それ以降について最適使用推進ガイドラインでは，6か月に1回，MRI検査を実施してARIAの有無を確認することと記載されている．

ARIA-Hを検出するMRIの撮像法としてT2＊GREあるいはSWI（磁化率強調画像）が推奨されているが，SWIのほうがARIA-Hの検出能は遥かに優れているとされる．図59は，レカネマブ治療中の患者とレカネマブ治療対象外であるが微小出血が多数観察された患者のT2＊GRE画像とSWIとを対比したものである．レカネマブ治療中の患者では，T2＊GRE画像で微小出血は観察されずSWIでも同様に微小出血は存在しないことが判明している（図59A）．一方，T2＊GRE画像で6個の微小出血を確認できた後者ではSWIで遥かに多数の微小出血が存在していることがわかる（図59B）．レカネマブ治療を目的とするMRI撮像法としてSWIを採用すると，微小出血が5個未満とする該当要件に対してハードルがかなり高くなる可能性があるといえる．どちらの撮像法もレカネマブ治療の選択のために許容されており，どちらを使用するかは各施設での判断になる．

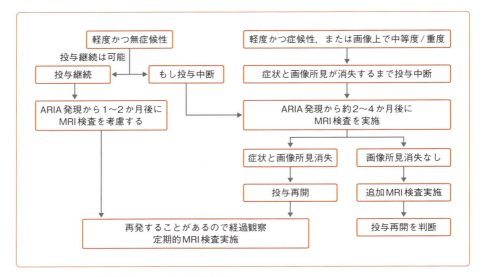

図57 ARIA-E発現後のMRIモニタリング

（レケンビ®適正使用ガイド p.18を著者が改変作成）

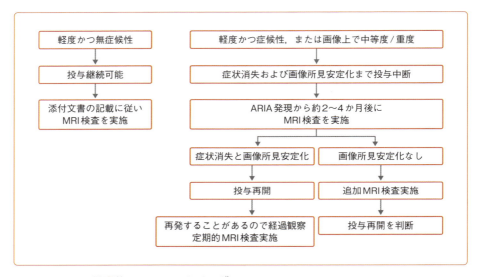

図58 ARIA-H発現後のMRIモニタリング

（レケンビ®適正使用ガイド p.19を著者が改変作成）

8. 注入に伴う反応 infusion reaction 出現時の対策と予防

　Clarity-AD試験では，レカネマブ投与群の26.4％（製造販売会社提供の適正使用ガイドでは26.1％になっている）に注入に伴う反応が出現している．その96％は，軽度から中等度であり，75％は初回投与時に出現していたとされる．**図60**は，Clarity-AD試験の

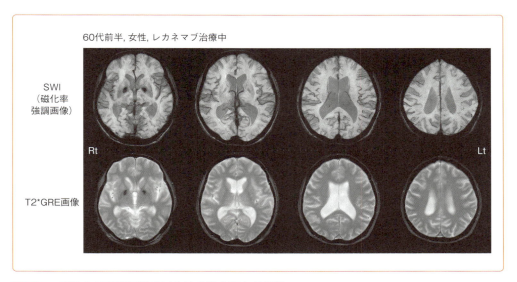

図59A SWIとT2*GRE画像における微小出血の様態
いずれの画像でも微小出血は観察されない

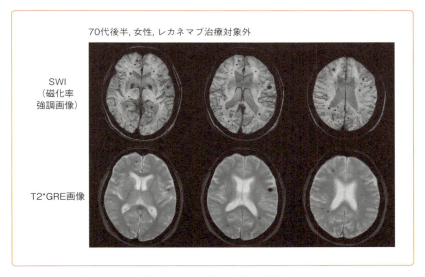

図59B SWIとT2*GRE画像における微小出血の様態
T2*GRE画像に比してSWIではより多数の微小出血がみられている

全対象者（全体集団）と参加日本人に分けてレカネマブ投与における注入に伴う反応の出現時期をみたものである．全体集団では初回投与で19.8％（178名）に注入に伴う反応が出現している．2回目の投与では5.8％（52名）に出現しており，その内訳は初めて出現した患者が1.4％（13名），初回に続いて2回目の出現が4.4％（39名）であった．3回目の投与で初めて出現した患者は6名，4回目の投与では3名と順次減少していき，13回目以降はゼロであった．日本人だけに限定してみると，初回投与で6.8％（6名）に注入に伴う反応が出現しており，2回目の投与で初めて出現した患者は1名，初回に続いて2回目

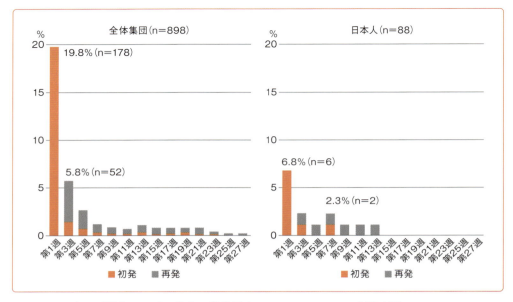

図60 レカネマブ投与における注入に伴う反応infusion reactionの出現時期
（エーザイ株式会社からの提供資料を基に著者が作成）

表18 注入に伴う反応infusion reactionの重症度と臨床症状　治療方針

	Grade1	Grade2	Grade3	Grade4	Grade5
重症度定義	軽度：無症状あるいは軽度の症状．治療を要さない	中等度：最小限，局所的，非侵襲的治療を要する	重症，重大であるが直ちに生命の危険には至らない．入院を要する	生命を脅かすことから緊急の治療を要する	死亡
臨床症状	一過性の紅潮あるいは皮疹，38度未満の発熱	皮疹，紅潮，蕁麻疹，呼吸困難，38度以上の発熱	気管支攣縮，アレルギー性浮腫/血管性浮腫，血圧低下	アナフィラキシー	死亡
治療方針	軽度で一過性の反応注入中止は不要治療的介入も必要ない	治療が必要あるいは注入の中止対象的治療（抗ヒスタミン薬，NSAIDs，麻薬系薬剤，輸液）に速やかに反応する	初期治療後に再燃することもある．入院治療が必要になることもある	生命に危機的状況．迅速な治療が必要である	死亡

（Lenz HJ: Management and preparedness for infusion and hypersensitivity reactions. Oncologist, 12（5）: 601–609, 2007, Doessegger L, et al: Clinical development methodology for infusion-related reactions with monoclonal antibodies. Clin Transl Immunology, 4（7）: e39, 2015より著者作成）

も出現した患者が1名みられ，2回目の投与では2.3％（2名）に出現していた．その後，4回目の投与で初めて出現した患者が1名みられ，日本人88名では合計9名に注入に伴う反応が出現していることがわかる（グラフには示していないが29週以降で1名に注入に伴う反応が観察されている）．注入に伴う反応の重症度は5段階[5, 6]に分類されている（**表18**）．日本人では，Grade 1ないしGrade 2に留まり，Grade 3以降がみられた患者はいなかった（**図61**）．

Clarity-AD試験実施の際に設定された待機時間は，（1）初回投与では，投与から4時間

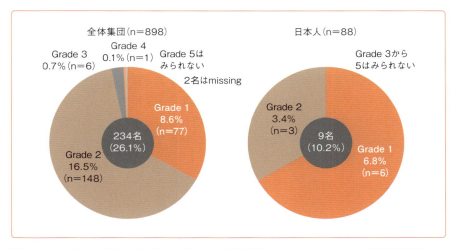

図61 レカネマブ投与でみられた注入に伴う反応 infusion reaction の重症度分類
Grade は NCI-CTCAE による

(エーザイ株式会社：レケンビ適正使用ガイド p.32 から作成)

後（つまり1時間の点滴終了後3時間）まで院内に留まらなければならない，(2)2回目から7回目までは投与後2時間以上院内に留まらなければならない，(3)8回目以降では，担当医師が医学的に安定と判断するならば投与終了から30分後に院外に退出してよい，とされていた．電話によるフォローアップでもよいとしているが初回投与では院内で3時間の経過観察が望ましいのではないかと思われる．レカネマブの適正な使用勧告AUR[4]では，注入に伴う反応 infusion reaction 出現の危険性があるので，初回投与後には3時間の観察が必要とされ，発現がなければ2回目と3回目では2時間，それ以降では30分の経過観察でよいと記載されている．

　注入に伴う反応の症状としては，発熱あるいは悪寒，頭痛，皮疹，吐き気，嘔吐，腹部不快，血圧上昇などが挙げられ，患者本人の訴えと同時に看護師や家族による注意深い観察が必要といえる．当然，点滴静注の際には患者のそばで家族に見守りを求めておくようにしたい．おそらく開始後数回の投与で問題が生じなければ点滴静注中の観察や見守りは緩和をしてよいだろう．注入に伴う反応出現時の対処に備えてレカネマブ治療は初回から数回は午前中に実施するのがよい．

　AURでは前述の重症度分類に従って注入に伴う反応出現時の対策を示している．Grade 1は軽度で一過性なのでレカネマブ投与の中断は必要なく介入も不要とされる．Grade 2に至るとレカネマブ投与は一時中断すべきであり，軽症例ではジフェンヒドラミン（わが国ではレスタミン®コーワなど）やアセトアミノフェン（わが国ではカロナール®など）の経口投与を行う．これらの薬剤は症状が完全に消退するまで4から6時間ごとに繰り返し服薬が必要となるかもしれない．さらに症状が重い場合には，経口デキサメタゾン（わが国ではデカドロン®など）を1日0.75 mgを2から3日間，あるいは経口メチルプレドニゾロン（わが国ではメドロール®など）を1日80 mgを分2で2から3日間使用する．Grade 3以降では，レカネマブ投与の継続を断念すべきである．

実臨床で注入に伴う反応が生じたとき，どのように対応したらよいだろうか．初回投与の際にあらかじめ予防的薬剤を使用してレカネマブ治療を開始するかあるいは注入に伴う反応が生じた後，次回の投与の際に予防的薬剤を使用するかの問題が生じる．元々症状がない患者に初回の段階から予防的薬剤を投与することには躊躇することが多いのではないだろうか．おそらく初回投与の際には予防的薬剤を使用せず，注入に伴う反応が生じた患者では次回の投与に際して予防的薬剤を使用するのは実際的であろう．レカネマブ点滴中に生じた症状の軽減には抗ヒスタミン剤の経静脈的投与で対応することになる．

図62は，著者の施設における注入に伴う反応が出現したときの具体的な対策を示したものである．注入に伴う反応が出現したときには，まず抗ヒスタミン剤のネオレスタール®（クロルフェニラミンマレイン酸塩，10mg）を1管静注する．これで改善しないときには，ソル・コーテフ®（ヒドロコルチゾン）100mgを溶解液に溶かして静注する．効果がみられないときには再度同薬100mgを追加で静注を行う．アナフィラキシーが生じた際には，0.1％アドレナリン シリンジ1/2筒（0.5mg）を大腿部中央の前外側に筋注をしたうえで医療スタッフの招集を行う．予防的薬剤としては，レカネマブ点滴開始30分前にカロナール®（200mg）2錠とレスタミン®コーワ（10mg）3錠を一緒に服薬するよう指示している（実際には，受診後に院内で服薬してもらい，30分後から点滴を開始している）．レカネマブ点滴中あるいはその後の院内待機中には無症状であったが，帰宅後に発熱や頭痛などを生じる可能性も否定できない．そこでカロナール®（200mg）2錠を処方したうえで持ち帰ってもらい，帰宅後に症状が出現したときにこの2錠を服薬するよう指示している．初回投与の際に1泊あるいは2泊で入院をさせてレカネマブ治療を実施する方法もある．

著者の施設では，2024年12月までに50名の患者にレカネマブ治療を実施している．

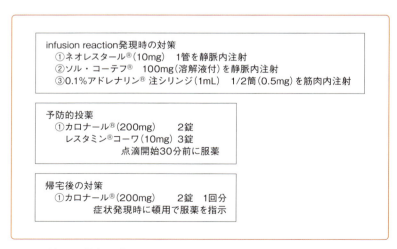

図62　注入に伴う反応 infusion reaction に対する具体的な対策
八千代病院での取り決め

そのなかで注入に伴う反応が発生した患者は9名である．8名は発熱が主体であり，1名は点滴中の血圧上昇であった．具体的に述べると，発熱の8名のなかで1名は点滴後半から終了後に下肢の火照りから微熱の出現，1名は点滴終了後に39度の発熱，2回目の点滴後に自宅で微熱と頭重感の出現，1名は点滴終了5時間後から頭痛と発熱，嘔気，1回の嘔吐がみられたが無処置で翌日には消失していた．この患者は，3回目の治療後まで発熱がみられていた．1名は微熱のみであった．4名は帰宅後に発熱と頭痛が出現しているがいずれも翌日には消失していた（2名はカロナール®2錠を内服している）．血圧上昇をきたした1名は，普段の収縮期血圧は120mmHgであったが点滴中に150mmHgまで上昇し点滴終了後に普段の血圧に復した．この患者では治療に対する緊張で血圧上昇をきたした可能性もあるがレカネマブ治療に伴う血圧上昇と解釈した．

9. 薬剤調整ならびに投与時の注意点と問題点

① レカネマブは，点滴静注用として200mgと500mgのバイアルが用意されている．レカネマブとして10mg/kgを1時間かけての点滴静注であり，薬剤調整時には200mgあるいは500mgのバイアルから必要量を抜き取り，250mLの生理食塩水で希釈するとされている（著者の施設では薬剤部で薬剤調整を行い，その後に看護師が点滴のための穿刺を実施する手順にしている．どのバイアルを選択するかについては薬剤師に一任している）．両バイアルを使い分けて各バイアル全量を使用できればよいが，単回使用で残液は廃棄とされているので，たとえば，体重が45kgでは500mgのバイアルを使用すると50mgの残液が生じる．両バイアルを上手に組み合わせ使用しても患者の体重によって残液が生じるのはやむを得ないといえる．振とうせず容器を静かに反転してしっかり混和すること，希釈後は2℃から25℃で保存し4時間以内に使用する，他剤と併用しないことが添付文書に記載されている．

② レカネマブによる治療期間内にその治療を中止あるいは中断すべき事態が発生することが予想される．もちろん，患者や家族が中止を希望する場合には当然のことであるが，実臨床ではいかなる病態が出現した際に中止あるいは中断をすべきであろうか．**表19**は，ARIAや注入に伴う反応との関連でAURが勧告するレカネマブを中止すべき場合を挙げている．ARIAに関しては，ほとんどが規定された時期に施行されたMRIによってその存在が判明するのであるがARIAの重症度判定に従って中止をするか否かを判断する．

③ 次回の治療予定日が祝日であったり患者や家族の都合が悪かったりした場合には，予定日の前後1日の範囲で変更を行っている．著者の施設では，患者ごとに治療日を同一曜日（たとえば，2週ごとの水曜日）に設定しているので，治療予定日を変更した場

表19　レカネマブ治療を中止すべき事例

- MRI上で重度に分類されるARIAが発現したとき
- 重度で症候性のARIAがみられるとき
- 脳出血の発症
- ひとつ以上の脳表ヘモジデリン沈着症がみられる場合
- 治療開始後に新たに10個以上の微小出血が出現したとき
- 2つ以上の部位にARIAが分布するとき
- 抗凝固薬治療が必要になる身体的疾患が出現した場合
- Grade3以上のinfusion reactionが観察される場合

〔Cummings J, et al: Lecanemab: Appropriate Use Recommendations.
J Prev Alzheimers Dis, 10（3）: 362-377, 2023 p.370 より作成〕

合（たとえば，火曜日あるいは木曜日）にも次回の治療日は2週後の決められた曜日（たとえば水曜日）に戻している．レケンビ®の適正使用ガイド（p.5）には，「予定よりも投与が遅れた場合や投与をスキップした場合は，なるべく早く投与することが適切と考えられます」，との記載があるのみで具体的な記述は言及されていない．Clarity-AD試験のプロトコールでは，なんらかの事情で予定日に投与できなかった場合，前後8日までずらすことが可能とされた．その場合，点滴間隔は少なくとも7日空けなければならないとされる．

④ 治療中の患者が他の身体疾患で入院した場合にレカネマブ治療を継続するか否かの問題が発生する．レカネマブ治療を受けている病院に入院した場合には，身体疾患の状況によってレカネマブ治療の継続を判断することになる．一方，他の医療機関に入院した場合には治療は中断となることがほとんどであろう．

10. レカネマブ治療中に患者や家族が注意すべきことを伝える

　治療開始後に患者や家族が注意しなければならないことは，ARIAの発現であるが，多くは規定された時期に施行されたMRI検査によって発見されほとんどは無症候性である．したがって患者や家族がARIAの存在に気づくのはそれが症候性を示す場合といえる．出現する可能性のある症状として，頭痛や錯乱（注意の散漫やとんちんかんな話をする，奇異な行動を示すなど普段と異なる言動や行動がみられる），めまい，吐き気，歩行障害などであるが治療開始後にこれらの症状が観察されたときには直ちに主治医に連絡をするよう伝える．さらに重篤な症状として稀ではあるが，けいれん発作や意識障害，脳症がみられることがあるので，この場合には躊躇することなく救急車を呼んで治療を受けている病院に搬送してもらうように指導することが重要である．ARIAが発現した場合，その数や大きさなどによって治療を継続するか一時中断するかの判断を行うことも伝えるようにしたい．

11. 実臨床からみたレカネマブの臨床効果

　抗アミロイドβ抗体薬治療を進めるなかで最も関心があることは，この薬剤群が実臨床で本当に効果を発揮できるのか，アルツハイマー病の進行抑制をどの程度実現することができるのか，ではないだろうか．ここでは，著者の施設でのレカネマブ治療開始半年後の臨床効果について紹介をする．図63は，レカネマブ治療開始時と治療半年後のMMSE総得点の変化を25名の患者でみたものである．半年後総得点が改善あるいは不変であった患者は16名，1点以上の悪化を示した患者は9名であった．1名を除いた24名では半年後のMMSEはいずれも22点以上を獲得できており，最適使用推進ガイドラインが規定する投与対象となる22点以上を維持していることがわかる．CDR-SBの推移をみると，開始時における25名の平均CDR-SBは2.32であったが，半年後では2.42を示しており，その変化量は0.1であった．Clarity-AD試験では半年後の変化量は0.5近くを示しており，著者の施設でのCDR-SBの推移をみた結果では，半年間での変化はなく進行を抑制できているといえる．Clarity-AD試験のレカネマブ群における開始時CDR-SBの平均値は3.17であり，著者の施設での平均値2.32と比してやや進んだ病期の患者が対象になっているようである．少数例での検討なので確実なことは言えないが，アルツハイマー病の病期がより軽度なほどレカネマブの効果を期待できるかもしれない．図64は，各患者における治療開始半年後のCDR-SBの変化と下位項目での評価をみたものである．CDR-SBが開始時に比して改善していた患者が4名，不変が14名，悪化が7名であった．半年後のCDR-SBの変化量からみると72%の患者では認知症症状の進行を抑制できていたことになる．下位項目での変化をみると，改善よりも悪化に向かっていく患者がみられるのは事実であるが，多くは不変の状態で経過をしているようである．著者の施設におけるMMSEならび

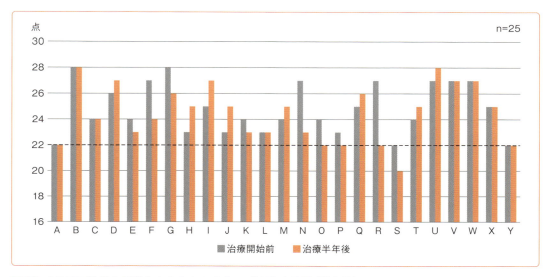

図63 MMSE総得点の変化からみたレカネマブの臨床効果（半年後）

（八千代病院 愛知県認知症疾患医療センターのデータ）

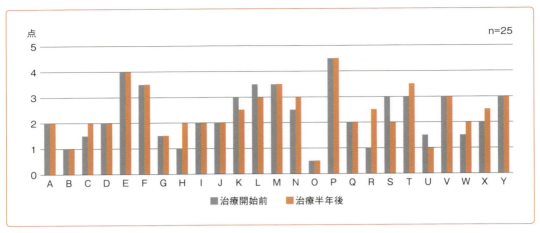

図64A CDR-SBからみたレカネマブの臨床効果（半年後の評価，開始前と比して）
（八千代病院 愛知県認知症疾患医療センターのデータ）

n=25

	悪化	不変	改善
記憶	1	23	1
見当識	4	20	1
判断力と問題解決能力	3	21	1
地域社会の活動	4	19	2
家庭および趣味	3	22	0
身の回りの世話	0	25	0

図64B CDR下位項目からみたレカネマブの臨床効果（半年後の評価，開始前と比して）
（八千代病院 愛知県認知症疾患医療センターのデータ）

にCDRからみたレカネマブの臨床効果の検討では，少数例ながら進行の抑制を達成できているようである．レカネマブの臨床効果をより確実に評価するためには，治療開始後1年あるいは1年半の経過を経たうえで日常生活動作を含めた認知機能障害を評価することが必要であろう．

文献

1) 厚生労働省：最適使用推進ガイドライン レカネマブ（遺伝子組換え）（販売名：レケンビ®点滴静注200mg，レケンビ®点滴静注500mg）．令和5年12月．
2) 「認知症に関する脳脊髄液・血液バイオマーカー，APOE 検査の適正使用指針」作成委員会：認知症に関する脳脊髄液・血液バイオマーカー，APOE 検査の適正使用指針 第2版．2023年9月30日．
3) van Dyck CH, Swanson CJ, Aisen P, et al: Lecanemab in Early Alzheimer's Disease. N Engl J Med, 388(1): 9-21, 2023.
4) Cummings J, Apostolova L, Rabinovici GD, et al: Lecanemab: Appropriate Use Recommendations. J Prev Alzheimers Dis, 10(3): 362-377, 2023.
5) Lenz HJ: Management and preparedness for infusion and hypersensitivity reactions. Oncologist, 12(5): 601-609, 2007.
6) Doessegger L, Banholzer ML: Clinical development methodology for infusion-related reactions with monoclonal antibodies. Clin Transl Immunology, 4(7): e39, 2015.

第6章

ドナネマブを使用するための
実用的手順と注意点

　　抗アミロイドβ抗体薬であるレカネマブに加えて2024年10月26日に同種薬効が期待されるドナネマブ（ケサンラ®）が発売された．本書執筆時，著者自身がドナネマブを実際に使用した経験をもたないので，本章ではドナネマブを使用するために想定される手順についての解説に留めるが，基本的な手順や注意点はレカネマブとほぼ同様と考えられる．実臨床ではドナネマブに対する最適使用推進ガイドラインに沿って診療を進めていくことになる．今後，実際の使用を通じてドナネマブの臨床効果や注意点が明らかになっていくものと思われる．また，実臨床ではレカネマブとドナネマブの使い分けが大きなテーマになってくるものと考えられるので著者の考えを紹介しておきたい．

1. 最適使用推進ガイドラインに合致した患者を選択する

　2024年11月にドナネマブに対する最適使用推進ガイドライン[1]（以下，ドナネマブ ガイドライン）が公表されたが，概要の多くはレカネマブに対する最適使用推進ガイドラインと同様であるが一部異なる内容もあるので，ここではレカネマブと異なるドナネマブ ガイドラインの記載について列挙する．

① 投与対象患者はMMSEで20点以上28点以下，CDR全般スコアが0.5または1である（レカネマブは22点以上と規定されている）．対象となる患者がレカネマブよりもやや緩和されるので，レカネマブの適用にならないMMSEが20点および21点の患者ではドナネマブを使用することができる．また，MMSEが29点あるいは30点獲得できた患者はドナネマブ治療の対象外である（レカネマブは22点以上と規定されるので治療対象になる）．

② ドナネマブの添付文書では，「flortaucipir (^{18}F) を用いたPET検査を実施した場合はその結果等を考慮した上で，本剤投与の可否を判断すること」との記載がみられ，タウPET検査も必要かのごとく解釈されるが，ドナネマブ ガイドラインでは「現時点におけるタウPET検査の医療実態等を踏まえ，当面の間はタウ蓄積の検査を求めない」とされている．実臨床でタウPET検査を実施することが不可能な現状で当然のことである．

③ 安全性などの視点から，ドナネマブとして1回1,400 mgに増量できないまたは1,400 mgを維持できない場合には投与を中止すること（レカネマブは，10 mg/kgによる用量設定になっている）．

④ ドナネマブ投与開始後，本剤の2回目の投与前，3回目の投与前，増量前（通常4回目の投与前）および7回目の投与前，以降は6か月に1回，MRI検査を実施するよう規定されている（レカネマブは投与開始後2か月後，3か月後，6か月後にMRIを実施する）．ドナネマブの場合には，投与開始から3か月前後はARIA発現に対して要注意ということである．

⑤ ドナネマブ投与開始12か月を目安にアミロイドPET検査を実施し，アミロイドβプラークの除去を評価し脳内のアミロイドβプラークの除去が確認された場合，本剤の投与を完了すること．除去確認の目安として，大脳灰白質にアミロイドPET薬剤の特異的集積がなく，白質での集積が高い場合，アミロイドβプラークが除去されたと判断するとされている．ドナネマブの開発試験の際に使用されたセンチロイドによる定量的な判断基準は採用されず，読影者の視覚的評価に委ねるかたちを採用している．12か月の時点で脳内のアミロイドβプラークの除去が確認されなかった場合には，投

第6章　ドナネマブを使用するための実用的手順と注意点

与開始18か月まで投与を継続することが可能である（レカネマブでは，投与前のアミロイドβ病理の確認のためにアミロイドPET検査を実施するが，以降でアミロイドPET検査を実施するとの記載はない．また，12か月で投与を完了する判断の目安も記載されておらず原則18か月の継続投与とされている）．

⑥ 18か月を超えてドナネマブを継続投与する場合の規定にも，病期判定や認知機能の評価，日常生活動作の評価などに加えてアミロイドPET検査の実施を求めている．18か月の時点で脳内のアミロイドβプラークの除去が確認された場合には，ドナネマブの投与を完了することと規定している．言い換えると18か月の時点でアミロイドβプラークの除去が確認できない場合にはその後の継続投与を実施してもよいと解釈される．

⑦ アミロイドPET検査についてまとめると，ドナネマブでは，投与開始前と12か月後，18か月後の3回は保険適用でアミロイドPET検査を実施できる．

2. ドナネマブの使用手順

　ドナネマブの効能または効果や対象患者，施設要件，医師要件などはレカネマブとほぼ同様であるが，ここではドナネマブの添付文書ならびに最適使用推進ガイドラインを中心にしてレカネマブと異なる使用手順について解説をする．

① 対象患者は，アルツハイマー病による軽度認知障害ならびに軽度認知症であるが，開発試験ではMMSEが20点以上の患者を組み入れているので，レカネマブよりもやや対象範囲が広めになっている．著者の外来でのデータでは，初診時にMMSEが22点以上を示した患者は全体の24.5%，20点以上（かつ28点以下）を示した患者は44.3%であったのでドナネマブ治療の対象となる患者は広がる可能性がある（**図39** p.67，**図40** p.68）．抗アミロイドβ抗体薬治療を視野に入れた選別検査でMMSEが20点あるいは21点だった場合，治療選択肢はドナネマブしかない．29点あるいは30点の場合にはレカネマブを選択する．22点以上28点までの患者ではレカネマブあるいはドナネマブいずれかを選択することができる．

② ドナネマブ投与開始前に最新（1年以内）のMRI検査によってARIAなどの異常所見を確認しておくとされるが，実臨床では安全性を担保するためにもドナネマブ治療を考慮する際にその時点で必ずMRI検査を実施して禁忌事項などがないことを確認しておくべきである．5個以上の微小出血あるいは1か所の脳表ヘモジデリン沈着症，1cmを超える脳出血を持つ患者にはドナネマブ投与は禁忌とされる．

107

③投与方法は，体重に関係なく患者一律に1回700mgを4週ごとに3回，その後は1回1,400mgを4週ごとに少なくとも30分以上かけて点滴静注する．ドナネマブの投与は原則として最長18か月で完了するとされる．1,400mgが治療に対しての維持量と考えられるが，添付文書では安全性などの点からこの用量に増量できない場合には漫然と投与継続をしないことと注意書きをされているので700mgの用量を4回目以降に投与してはならないと解釈される（ドナネマブに対する最適使用推進ガイドラインでは，1,400mgに増量できないあるいはその用量を維持できない場合には投与中止と規定されている）．注入に伴う反応infusion reaction（ドナネマブの臨床試験であるTRAILBLAZER-ALZ2試験ではinfusion-related reactionと表現されていた）などの出現を考慮し，ドナネマブ投与終了後少なくとも30分は患者の状態を観察することと記載されているので終了後すぐに帰宅させるのではなく院内に留まることが原則である．

④薬剤調整に際し希釈液として生理食塩水を用い，薬剤濃度が4〜10mg/mLになるよう希釈するとされる．そうするとドナネマブ1,400mg（1バイアル350mgで容量20mL）では薬剤液で80mLとなり希釈生理食塩水が60〜270mL必要になる．薬剤濃度を4mg/mLとすると生理食塩水が270mLであり，合計350mLを仮に30分で滴下すると，心機能の低下している高齢者には負担となるかもしれない．添付文書では少なくとも30分かけて点滴静注と記載されているが，実臨床では安全性が確立するまでもう少し時間をかけて点滴をしたほうがよいかもしれない．著者は，ドナネマブを低濃度に希釈したうえで初回投与から数回は60分かけての点滴から開始をする予定としている．

⑤重大な副作用として注入に伴う反応infusion reactionが8.3％に観察され，多くはドナネマブ投与中または投与終了後30分以内に出現するとされている．紅斑や悪寒，嘔吐，発汗，頭痛などが主な症状であるが，重症化すると胸部絞扼感や呼吸困難，血圧低下などがみられる．ただし，ドナネマブの開発試験（出現頻度は8.7％と記載されている）の記載では，ほとんどが軽度から中等度であったとされているので注意は必要であるが患者に余計な心配をさせることは避けたいものである．ドナネマブ治療で出現するinfusion reactionは，レカネマブのそれ（頭痛，悪寒，発熱，吐き気，嘔吐など）とはやや症状が異なることに注意をしておくべきである．

⑥レカネマブと同様に最も注意すべき点はドナネマブ投与開始後に発現するARIAである．添付文書によると，ARIA-Eは24.0％，ARIA-Hは31.4％に観察され，重篤なARIAは1.6％にみられ，臨床試験において死亡した例も認められる．ARIAの発現は，ドナネマブ投与開始から24週以内に多く，重篤なARIAの発現は12週以内に多いとされる（投与開始3か月以内は特に要注意ということである）．最適使用推進ガイドラインでは，投与開始2回目から4回目まで，その後は7回目の投与前にMRIを実施するように勧告している．具体的な撮影日に関しての記載はないが，著者は次回点滴日の1週前にMRI検査を実施する予定にしている．以降は6か月ごとのMRI検査の実施となる．

⑦ ドナネマブ投与中にアミロイド β プラークの除去が確認された場合には，その時点でドナネマブの投与を完了することと最適使用推進ガイドラインには記載されている．つまりドナネマブ治療開始 1 年後にアミロイド PET 検査を実施して投与完了の判定を行うことになる．ドナネマブに対する最適使用推進ガイドラインでは，脳脊髄液バイオマーカー検査に基づいた完了判断の記載がないので，治療開始前に脳脊髄液バイオマーカー検査によってドナネマブ治療を開始した患者でも 1 年後にはアミロイド PET 検査を実施して完了の判断を行わなければならないことになる．最適使用推進ガイドラインにどれだけの強制力があるのかとの問題とも関連するが，1 年後に必ずアミロイド PET 検査を実施しなければならないとすると，アミロイド PET 検査を実施できない地域ではドナネマブの使用はできないことになる．一方，1 年後のアミロイド PET 検査は，努力目標に過ぎず必ずしも実施しなくてもよいと解釈できるならば，治療開始前に脳脊髄液バイオマーカー検査を実施し，18 か月間にわたり治療継続を行ってよいともいえる．

⑧ ドナネマブ投与中は半年ごとに認知機能検査や臨床症状の評価を行い，有効性が期待できない場合には投与を中止するとされるが，中止判断の基準は明示されていない．ドナネマブ投与中に認知症が中等度に進展した患者に投与継続をした場合の有効性は確立されていない．レカネマブの場合も同様であるが，認知症が中等度に進展という文言の中等度の判断基準が明確ではないので，ドナネマブも投与を開始したら規定の治療期間は継続をすることが多いのではないだろうか．ドナネマブ治療の中止判断に関しては本書作成時の時点では不確実なことが多く，今後の情報収集が必要である．

⑨ ARIA が発現した場合には，重症度判定を行いその後の対応を進めることになるがその対応はレカネマブの場合と大差はないようである．ドナネマブ投与によって ARIA が再発することもあるので注意深い症状観察と定期的 MRI 検査を実施することが求められる．ARIA が再発した患者についてその後にドナネマブを再投与した経験は限られるとしている．

3. レカネマブとドナネマブに使い分けがあるのか

　本書執筆の時点でドナネマブを使用した経験を著者はいまだもたないので，両者の使い分けについては開発時の臨床試験などからの推測になることをお断りしておきたい．**表20**に両者の臨床的特徴について対比して示した．

① 点滴回数からみると，レカネマブは 2 週ごとに 1 時間の点滴，ドナネマブは 4 週ごとに 30 分以上かけての点滴なので，患者や家族，治療側の負担を考えるとドナネマブのほうが負担度は少ないように感じられる．ただし，ドナネマブでは，点滴終了後 30 分の

表20　レカネマブとドナネマブにおける臨床的な違い

	レカネマブ	ドナネマブ
点滴法	2週間に1回　1時間の滴下	4週間に1回　30分での滴下
用量設定	毎回体重測定が必要	点滴用量は一定
選別基準	MMSEが22点から30点	MMSEは20点から28点
治療期間	原則18か月	12か月後に完了の検討可能
薬剤に起因する死亡例	なし	ARIAが原因で3名死亡
ARIAの出現	ARIA-E：12.6％，ARIA-H：17.3％	ARIA-E：24.0％，ARIA-H：31.4％
18か月後アミロイド蓄積量の変化	55.48センチロイド減少	低/中等度蓄積群88.0センチロイド.複合群87.0センチロイド減少
注入に伴う反応	26.4％	8.7％
CDRからみた進行抑制率	27.1％	36.0％（低/中等度群）28.9％（複合群）

(van Dyck CH, et al: Lecanemab in Early Alzheimer's Disease. N Engl J Med, 388 (1) : 9-21, 2023とSims JR, et al: Donanemab in Early Symptomatic Alzheimer Disease The TRAILBLAZER-ALZ 2 Randomized Clinical Trial. JAMA, 330 (6) : 512-527, 2023より著者作成)

経過観察を求められているので実質的には時間的な問題での両者間での差異は少ない．レカネマブは，体重によって治療用量が異なるので毎回体重測定を必要とするが，ドナネマブは体重に関係なく一定の用量設定と規定されている(3回目までは700mg，4回目以降は1,400mg)．用量設定の点でもドナネマブのほうが負担は少ない．ただし，日本人の高齢女性では体重が40kg未満の場合もしばしばみられるので一律にドナネマブ1,400mgの用量に身体的な負担がないのかの不安はつきまとうであろう．低体重の患者には用量設定のあるレカネマブを優先する選択肢も想定される．今後，実臨床で低体重の患者に対してドナネマブを投与した場合の状況を把握する必要があるだろう．

② 注入に伴う反応infusion reactionは，レカネマブで26.4％(添付文書では26.1％)，ドナネマブで8.7％(添付文書では8.3％)でありドナネマブのほうが出現頻度は少ない．注入に伴う反応自体はいずれも軽度から中等度であり薬剤による治療介入の機会も少ないので，この差異は両剤の選択に際してあまり問題にはならないと思われる．しかしながら，ドナネマブでは重大な副作用としてアナフィラキシーが0.4％に認められると記載されているので，そのリスクを重視するならばレカネマブを選択するとよいかもしれない(レカネマブでは重大な副作用としてのアナフィラキシーの記載はない)．

③ ドナネマブの添付文書のなかで重要な基本的注意のひとつに「本剤投与開始前のMRI検査で重度の白質病変が認められた患者において本剤の投与を開始した経験はない」と記載されており，重度の白質病変をもつ患者に対してリスクとベネフィットを比較考量したうえで投与の可否を検討するとされる．ドナネマブの開発試験のデータでは，ARIA-E関連事象の発現は投与開始前に白質病変を有する患者で24.6％，有しない患者で19.1％，ARIA-H関連事象の発現はそれぞれ32.6％，18.1％で，いずれも白質

病変をもつ患者で高かったことを考慮すると，重度の白質病変をもつ患者にはドナネマブではなくレカネマブを選択したほうがよいかもしれない（レカネマブの添付文章には白質病変に関する記載はない）．

④ ARIAの発現頻度については，レカネマブで21.5％，ドナネマブで36.8％とされており，ドナネマブのほうがやや高い頻度を示している．この数字だけで単純に比較することはできないが，ドナネマブを使用する際にはARIA発現のモニタリングがより重要になってくるものといえる．レカネマブを50名に使用してきた著者の経験では，レカネマブ治療におけるARIAの発現リスクは日本人患者ではそれほど高くはない印象を受けている．著者は，レカネマブ治療でARIA-Eが出現した患者を経験したことはない．ちなみにARIA-Hに関しては1名で後頭葉に1個の新たな微小出血の出現をみている．両剤の臨床試験の結果をみると，ドナネマブのほうがARIAの発現するリスクが高いように見受けるが，レカネマブは当初予想されていたほどARIAの発現リスクは高くないようなので，今後ドナネマブに関しても実臨床に導入された後に日本人患者において本当に発現リスクが高いのかの評価がなされると思われる．

⑤ 両剤とも投与期間は原則最長18か月までとされるが，ドナネマブでは，アミロイドβプラークの除去が確認された場合に投与を完了できるとされている．図65は，TRAILBLAZER-ALZ 2試験[2]に組み込まれた日本人集団（88名）におけるアミロイド クリアランスを達成した頻度を示したものである[3]．複合群（軽度／中等度タウ蓄積群＋高タウ蓄積群）

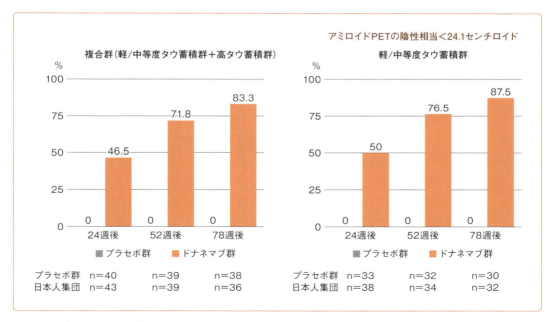

図65 日本人集団（88名）におけるアミロイド クリアランスを達成した頻度
（Sato S, et al: Donanemab in Japanese Patients with Early Alzheimer's Disease: Subpopulation Analysis of the TRAILBLAZER-ALZ 2 Randomized Trial. Neurol Ther, 13（13）: 677-695, 2024のFig.4より著者作成）

ならびに軽度/中等度タウ蓄積群いずれも52週の時点で70％を超える頻度でアミロイドPET検査が陰性に相当するとされる24.1センチロイド未満に達していた．このデータから類推すると，実臨床でドナネマブ治療を開始した患者の7割は12か月後に投与完了となる可能性が挙げられる．投与開始から12か月時点でアミロイドPET検査を行い，アミロイドβプラークが除去されていることが確認できた場合にはその時点でドナネマブの投与を完了できる点ではドナネマブのほうが治療期間の短縮を期待できるといえる．レカネマブにはそのような選択肢はなく，無条件に18か月の投与が求められる．

⑥ 臨床効果の強さから両剤を使い分けることは難しいかもしれない．それぞれ主要評価項目が異なるので（レカネマブはCDR-SB，ドナネマブはiADRS）比較考量することは難しいが，両剤の開発時の臨床試験で評価されたCDR-SBの変化量を取り上げると，ベースラインからの変化量はレカネマブで1.21（18か月後），ドナネマブで1.72（76週後）であり，進行抑制率はレカネマブで27.1％，ドナネマブで28.9％であった．両剤に著明な薬効の違いを見出すことは難しいであろう．

⑦ ARIA発現のモニタリングのためのMRI検査実施に関しては，実施回数に関しては両剤でほぼ同様であり患者にかかる負担には大差はないようである．しかし，レカネマブは5回目の投与前，7回目の投与前，14回目の投与前に実施するが，ドナネマブは投与開始後4か月以内（2回目から4回目の投与前にそれぞれ実施する）に集中的にMRI検査を実施する点でやや検査時期に違いが存在している．ドナネマブ治療を開始した際には，レカネマブ以上にARIAの発現に注意を向ける必要があると思われる．

⑧ 脳内アミロイドβプラークの除去率についてセンチロイドスケールを指標にして比較すると，レカネマブではベースラインからの変化量は–55.48±1.46，ドナネマブでは–87.03±0.95であり，単純に比較するとドナネマブのほうが脳内アミロイドβプラークの除去効果が強いように見受ける．アミロイドβプラーク除去の強さだけを期待するならばドナネマブを選択するとよいかもしれない．

⑨ レカネマブは治療期間が18か月に規定されており短縮することは不可能であるが，ドナネマブは治療開始12か月後にアミロイドPET検査を実施してアミロイドβプラークの除去が確認できたら投与を完了できるとされている．より短い期間での治療を希望するならばドナネマブを選択するとよいかもしれない．ただし，アミロイドβプラークの除去の状態によって確実に12か月で治療を完了できるという保証を治療前に患者や家族に担保することはできないことを伝えることが必要になる．

⑩ 両剤の臨床効果を比較するためには，薬効を評価する神経心理検査を同一にして実施しなければ評価できない．著者は，ドナネマブの臨床評価についてもレカネマブと同

様にMMSEとCDR，ADCS-MCI-ADL，WMS-Rを使用する予定である．どの神経心理検査を用いて薬効評価を行うかは個々の医師の考えに委ねられることになるが両剤で別の神経心理検査を使用して薬効を評価すると両剤の薬効を比較評価することが難しくなるかもしれない．

文 献

1) 厚生労働省：最適使用推進ガイドライン ドナネマブ（遺伝子組換え）．令和6年11月．
2) Sims JR, Zimmer JA, Evans CE, et al: Donanemab in Early Symptomatic Alzheimer Disease The TRAILBLAZER-ALZ 2 Randomized Clinical Trial. JAMA, 330 (6) : 512-527, 2023.
3) Sato S, Hatakeyama N, Fujikoshi S, et al: Donanemab in Japanese Patients with Early Alzheimer's Disease: Subpopulation Analysis of the TRAILBLAZER-ALZ 2 Randomized Trial. Neurol Ther, 13 (3) : 677-695, 2024.

第7章

事例から考える
レカネマブ（レケンビ®）治療の実際

　本章では，実際にレケンビ®治療を開始した事例を取り上げ，どのような事例がレケンビ®の治療対象になるのか，臨床診断をどのような道筋で考えていったらよいのか，アミロイドPET検査がレケンビ®治療を選択する際にどのように役立つのかなどを中心にした解説を行う．しかしまず最初に著者がアルツハイマー病と診断し症状改善薬の投与を継続していたが3年後にアミロイドPET検査でアミロイドβ病理が存在しないことが判明した事例，つまり誤診をしていた事例を提示し今後の反省材料としておきたい．

事例17	臨床像から軽度アルツハイマー病と診断するも 3年後にアミロイド陰性と判明した70代後半，女性

病歴と問診・診察：4年前からもの忘れ症状が目立ち始め自営業の仕事をしなくなってきた．終日探しものをしており，夫によると料理の味付けが不安定になってきた．3年半前に初診．そのときのMMSEは25点，HDS-Rは27点，ADAS-J cog.は6点であり，日常生活動作を評価するPSMSやIADLで該当する項目がなかったことから，初診の時点では認知症に進展していないと判断し経過観察を指示した．半年後の再来では，買い物に行ったことを覚えていない，夕食の食材を買ってきた後で今日の夕食を何にしようかと聞いてきた．心臓があおると訴えて毎日のように病院を受診している，以前はおとなしい性格であったが最近夫に対して攻撃的な言動が多くなってきた．服薬忘れが多くなり料理の味付けが濃くなってきた．季節に合わない衣服を選択する．MMSEは24点，HDS-Rは27点，ADAS-J cog.は17点であった．日常生活では服薬管理ができなくなってきていることからこの時点でアルツハイマー病を疑い症状改善薬を開始し，かかりつけ医に逆紹介とした．初診から3年半後，家族がレケンビ®治療を希望して再受診になった．しまい忘れやおき忘れが目立ち機嫌が悪いことが多くなってきた．以前ほど品数は多くはないがなんとか料理はできている．トイレの汚れがみられるなどきれい好きな性格が崩れてきている．他人の気持ちをくみ取ることができなくなり自分本位の話が多くなってきた．

神経心理検査：初診から3年半後，レケンビ®治療のために実施したMMSEは26点（3単語の遅延再生課題は2点），CDR全般スコアは0.5であった．

脳形態画像検査：MRIではびまん性脳萎縮がみられる以外には認知症の主因となる局在病変は観察されない．微小出血や脳表ヘモジデリン沈着症もなかった．初診時の海馬傍回の萎縮を評価するVSRADでは，萎縮の程度は1.30であった（関心領域の萎縮がややみられる）．

アミロイドPET検査（図66）：脳内にフルテメタモルの高集積を認めない．アミロイド陰性と判定された．

診断と考察：本事例は，初診時から半年後の診察で攻撃的な言動と服薬管理ができない，ADAS-J cog.が17点と悪化していたことから，軽度アルツハイマー病と診断し症状改善薬が開始になっている．その3年後にレケンビ®治療を希望して再受診になったが，娘の話によると，感情障害の存在や生活障害の進行・悪化を確認できたが，アミロイドPET検査ではアミロイド陰性であり，最終的にはアルツハイマー病ではないと判断された（認知症ではない可能性が高い）．つまり，誤診の結果として3年にわたって効果のない症状改善薬の投与がなされたのであり反省すべき事例といえる．アミロイドPET検査の結果を踏まえて，なぜ誤診をしてしまったのかを考えることが重要である．前述の初診から半年後の病歴をみると，あたかもアルツハイマー病でみられる生活障害が存在するかのように見受けられる．そのときの問診では，診察日の年月日や年号，病院名，子どもや孫の人数およびその性別は正答できていたが，前日の夕食や診察当日の昼食の内容を陳述できなかったことを重視し記憶の低下を病的と判断してしまったことが

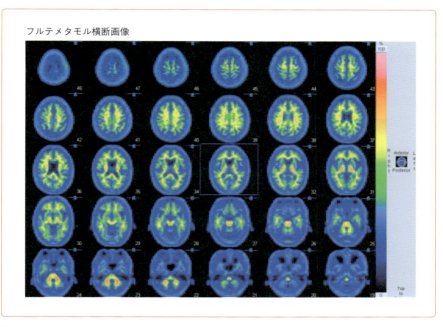

図66 臨床像から軽度アルツハイマー病と診断するも3年後にアミロイド陰性と判明した70代後半，女性，アミロイドPET検査
脳内にフルテメタモルの高集積を認めない．

ひとつの問題点である．神経心理検査では，初診時と比してMMSEとHDS-Rに変化はなかったがADAS-J cog.が6点から17点に悪化していたこともアルツハイマー病と誤診をした要因と考えられる（当院では12点以上を認知症と判断し12点から20点を軽度としている）．MMSEあるいはHDS-Rと比してADAS-J cog.の検査内容はやや複雑であり，軽度認知症の段階ではMMSEやHDS-Rが正常範囲であってもADAS-J cog.が認知症の得点を示すことをしばしば経験する．そこから17点に悪化していたのでアルツハイマー病と診断してしまった過誤がある．MMSEの推移をみると初診時25点，その半年後24点，初診から3年半後26点と一貫して20点台半ばの得点を示しており，総得点の悪化は観察されていないのである．アルツハイマー病ならば，3年を経たならば，MMSEの悪化が観察されてよいはずである．言い訳になるが，この結果は3年の経過を経た後に明らかになったものであり，臨床の場では初診あるいはその半年後の時点での臨床診断が求められていたのである（3年後までMMSEが悪化をしないと初診時には判断できない）．本事例では，初診から半年後の診察でアルツハイマー病との診断を下さず経過観察とすべきであったといえる．初診あるいは初診から半年後の時点でアミロイドPET検査を実施できていれば，アルツハイマー病ではないとの根拠を得ることができたはずである．弁解になるかと思うが著者の経験では，本事例のような病歴を示す患者では，1年あるいは2年を経るとアルツハイマー病の病像が徐々に明らかになってくることも少なくない．本事例は，アミロイドPET検査が制限付きながら保険適用される以前のものであり，家族がレケンビ®治療を希望されたことからアミロイドPET

検査を実施することができ，その結果，アルツハイマー病ではないとの診断に至ったわけである．今後，初診時に認知症に進展しているのか否かの判断に迷う事例や軽度アルツハイマー病を疑うが確信をもてない事例，境界域と考えられる事例などには，レケンビ®治療を前提とした診療手順を患者ならびに家族に説明したうえでアミロイド PET 検査を実施してアミロイド β 病理の有無を確認する診療が望ましいと考えられる．その診療態度が本実例のような誤診を招かない最善の方法といえる．

事例18 記憶障害を含む認知機能障害からアルツハイマー病を疑いアミロイド陽性と判明した70代後半，女性

病歴と問診・診察：3年前頃からしまい忘れやおき忘れなどのもの忘れ症状がみられ始め緩徐に進行している．気になることはもの忘れだけであり，家事全般はできており自分のことは自立して行っている．受診のきっかけは，実妹が病気であったのにそのことを覚えていないと親戚に指摘され，認知症ではないかと心配されたからである．以前から短気であったが，最近易怒性がより目立ち周囲の意見を受け入れず頑固になっている．問診では，12月5日の受診日を「2月，いや1月，いや2月5日」と答えていた．前日の夕食の内容を誤答，市内の総合病院に通院しているがその病院名を誤答していた．なぜ通院しているのかを理解しておらず，自身の持病についても答えることができなかった（高血圧や糖尿病などで通院しているが，自分には持病はないと述べていた）．3単語の遅延再生では，自発的にひとつは想起できたが2つはヒント提示でも想起することができなかった．

神経心理検査：MMSE は23点，HDS-R は22点であり，いずれも3単語の遅延再生課題は0点であった．ADAS-J cog. は11点，FAB は13点，WMS-R は1点（70～74歳の基準値18.5±7.5点）であった．日常生活動作を評価する PSMS と IADL では該当する項目はなかった．

脳形態画像検査：MRI ではびまん性脳萎縮以外に局在病変はない．海馬傍回の萎縮を評価する VSRAD では，萎縮の程度は2.07であった（関心領域内の萎縮がかなりみられる）．

アミロイド PET 検査（図67）：前頭葉ならびに頭頂葉，後部帯状回・楔前部，尾状核頭部にフルテメタモルの高集積を認めアミロイド陽性と判定された．

診断と考察：本事例では，家族らによってもの忘れ症状を指摘され，神経心理検査の結果でも記憶障害の存在は明らかであった．日常生活上での支障は観察されないことから定義的には健忘型軽度認知障害の範疇であると判断した．目立った生活障害は存在していないようであるが罹患している疾患を本人が理解していない，通院している病院名を誤って認識しているなど自己の状況に対する認識に欠けることから，アルツハイマー病の始まりの可能性も否定できないと思われた．アルツハイマー病による軽度認知障害あるいは軽度認知症の疑いがあると患者本人と家族に伝え，レケンビ®治療を前提として診療を進めた．スクリーニング検査として MMSE が24点，CDR 全般スコアが0.5であったのでアミロイド PET 検査を実施したところアミロイド陽性と判明した．受診当初，患者本人は，「自分にはなんら問題はないので検査を受ける必要もないし治療をす

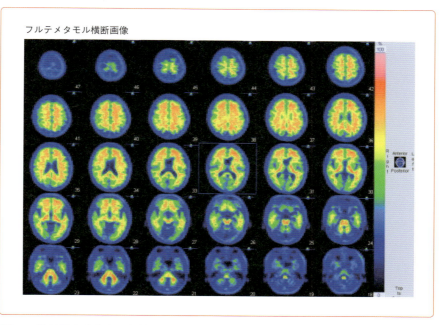

図67 記憶障害を含む認知機能障害からアルツハイマー病を疑いアミロイド陽性と判明した70代後半，女性，アミロイドPET検査
両側の前頭葉ならびに頭頂葉，後部帯状回・楔前部，尾状核頭部にフルテメタモルの高集積を認める．

る気もない」と診療に拒否的な態度がみられていたが，アミロイドPET検査の結果を伝えたところ，自身の状態について受け入れることができたのでレケンビ®治療を開始することが可能になった．本事例から学ぶべきことは，アミロイドPET検査を用いてアミロイドβが蓄積している患者自身の画像を陰性のサンプル画像とともに対比して示すことで，病識の欠如がみられる患者がアルツハイマー病に進展しているという事実を受け入れてくれることがあるということである．

事例19 もの忘れはみられるがMMSEで28点を獲得できた70代後半，女性

病歴と問診・診察：初診の2か月前からもの忘れが目立ってきた．買い物を頼まれたことをすっかり忘れていた．図書館で書籍を借りたこと自体を忘れている．スーパーで自分のいる場所がわからないことがあった．言われたものと違う料理を作ることもある．日常的な事柄をメモしておかないと行うことを忘れることが多くなってきた．買い物はカード払いなので特に困ることはない．洗濯や掃除，片付けなどに支障はない．自宅内に昆布が5袋ほどあった．問診では見当識は良好であったが，記憶や計算課題でミスが目立っていた．

神経心理検査：MMSEは28点で失点は3単語の遅延再生課題と3段階の命令実行課題の各1点ずつであった．WMS-Rは13点（70～74歳の基準値18.5±7.5点）であった．手段的日常生活動作を評価するIADLで買い物にやや不安があることが判明している．

脳形態画像検査：MRIではびまん性脳萎縮以外に局在病変はない．海馬傍回の萎縮を評価

するVSRADでは，萎縮の程度は2.07であった（関心領域内の萎縮がかなりみられる）．
アミロイドPET検査（図68）：両側の前頭葉，頭頂葉，後部帯状回から楔前部，両側線状体，側頭葉いずれもフルテメタモルの高集積が認められる．アミロイド陽性と判定された．

診断と考察：本事例では，日常生活上でもの忘れに気づかれているが日常生活の遂行で大きな支障を家族は感じていないようである．家族は，ちょっと心配なので早めに診療を受けたほうがよいかなとの軽い気持ちで受診をしてきている経緯がある．問診では，前日の夕食の内容を想起できないなど記憶の低下は観察されたが，後日実施したMMSEは28点と高得点を示していた．記憶の低下は存在するようであるがMMSEが28点を獲得できていることから軽度認知障害（MCI）とも言い難いかもしれない．従来の認知症診療ならば，MMSEが好成績を示していることから加齢に伴うもの忘れと判断され診療が終了されていたのではないだろうか．では本事例でレケンビ®治療を前提にアミロイドPET検査をなぜ実施することにしたのであろうか．それは，長年一緒に暮らしている家族がなにかおかしい，以前と比べて少し変わったなと感じ始めていることがアルツハイマー病の始まりを想像させるからである．著者は，本事例を軽度アルツハイマー病ではないかと初診の時点で判断をし，その後の治療方針を立案したところ結果的にはアミロイドβ病理の存在を確認できたのである．実臨床の難しいところは，本事例では最終的にはアミロイドβ病理が陽性であったが，本事例と類似した臨床像を示す患者であってもアミロイドPET検査でアミロイド陰性の場合もしばしば経験することである．レケンビ®治療を開始後の著者の印象では，類似した臨床像を呈していてもアミロイドPET検査である患者はアミロイド陽性であり，別の患者がアミロイド陰性を示すことをしばしば経験するのである．臨床像からその違いを指摘できるのかと言われる

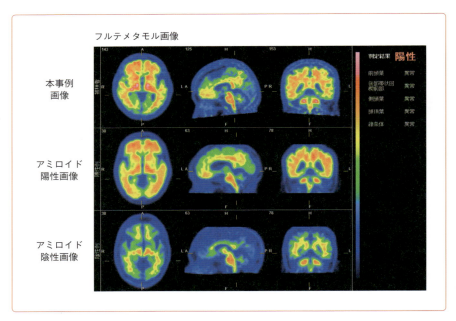

図68　もの忘れはみられるがMMSEで28点を獲得できた70代後半，女性，アミロイドPET検査

と現時点で著者は明確な答えを提示することはできない．現時点では無責任のようであるがアミロイドPET検査を実施してみないとわからないということである．

事例20　神経心理検査の結果は良好で生活障害が目立たない70代前半，女性

病歴と問診・診察：半年前に軽度認知障害と診断されている．夫からの病歴によると，この半年間でもの忘れ症状が進んだ気がする，同じことを何回も聞いてくる，2つのことを言われるとひとつを忘れてしまう．料理のレパートリーが減ってきており面倒な料理を作りたがらない．味付けがやや濃くなった気がする．金銭の取り扱いに支障はなく服薬もきちんとできている．易怒性もない．問診では，診察日の年月日や曜日，病院名，当日の昼食の内容は正答可能であった．前日の夕食の内容はあやふやであった．3単語の遅延再生では2個は自発的に想起可能であり，ひとつはヒント提示で想起ができていた．

神経心理検査：MMSEは26点，HDS-Rは23点，ADAS-J cog.は8点，FABは10点であった．MMSEとHDS-Rにおける3単語の遅延再生課題は，それぞれ1点，2点であった．日常生活動作を評価するPSMSとIADLでは該当する項目はなかった．

脳形態画像検査：MRIではびまん性脳萎縮以外に局在病変はない．海馬傍回の萎縮を評価するVSRADでは，萎縮の程度は2.15であった（関心領域内の萎縮がかなりみられる）．

アミロイドPET検査（図69）：両側の前頭葉，頭頂葉，後部帯状回から楔前部，両側尾状核，側頭葉の皮質に達するフルテメタモルの高集積が認められる．アミロイド陽性と判定された．

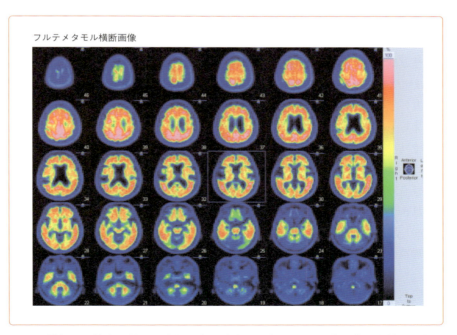

図69　神経心理検査の結果は良好で生活障害が目立たない70代前半，女性，アミロイドPET検査
両側の前頭葉，頭頂葉，後部帯状回から楔前部，両側尾状核，側頭葉の皮質に達するフルテメタモルの高集積が認められる．

診断と考察：本事例は，記憶の低下と料理の遂行能力がやや低下してきていることを家族に指摘され受診になっている．問診では，記憶の低下は疑われるがその他の認知機能の低下は観察されない．神経心理検査の結果は，FABの成績がやや不良以外にはいずれも非認知症の範疇であった．加齢に伴うもの忘れなのかあるいは軽度認知障害に進展しているのかの判断に苦慮する事例である．日常生活動作を評価するPSMSならびにIADLで該当する項目はなかったが，病歴聴取でみられた料理の遂行能力の低下を有意と考えるとアルツハイマー病の始まりも否定できない．実臨床では，家族からの病歴聴取と患者への問診・診察，神経心理検査だけでは認知症の有無を判断することに苦慮する事例にしばしば遭遇する．このような事例には従来，脳SPECT検査を実施しアルツハイマー病に特徴的な血流異常の有無を確認してきたのであるが必ずしも鑑別に有益な情報を得られるわけではない．また脳SPECT検査を実施できない場合には半年から1年程度の経過観察を経て再度診断を考える診療態度が通常であった．しかし，現在，アミロイドPET検査が実臨床で利用可能になっているので，本事例のように診断に苦慮するときには，レケンビ®治療を受けることを前提にアミロイドPET検査を実施してアミロイドβ病理の有無を探索すべきである．本事例では，アミロイドPET検査でアミロイド陽性と判明しており，加齢に伴うもの忘れではなくアルツハイマー病による軽度認知障害あるいは軽度認知症と診断してよい．効能または効果の視点から考えると，両者をあえて区別しなくてもレケンビ®治療の妨げになることはない．本事例では，アミロイド陽性と判明後にレケンビ®治療を開始した．

事例21 アルツハイマー病と診断後4年以上にわたって認知症症状が進行・悪化しない初診時50代後半，女性

病歴と問診・診察：6年前に精神科クリニックで双極性障害と診断され，抗うつ薬などが3種類処方され継続服薬していた．4年前にもの忘れ症状に気づかれ家族に連れられてもの忘れ外来に受診となった．初診時，犬にエサを与えたことを忘れて何回もエサを与える，料理のレパートリーが減ってきており手順が悪い，味付けが一定しない，買い物で同じ物を何回も買ってくるなどの症状がみられた．診察では，5年前に新たな職場に赴任したときの状況などを正確に陳述し，うつ的な症状は観察されなかった．

神経心理検査：初診時のMMSEは24点，HDS-Rは23点，ADAS-J cog.は8点，WMS-Rは8点（55〜64歳の基準値は22.0±7.1点）であった．日常生活動作を評価するPSMSやIADLでは該当する項目はなかった．

脳形態画像検査：MRIではびまん性脳萎縮以外に認知症の主因となる局在病変はみられない．海馬傍回の萎縮を評価するVSRADでは，萎縮の程度は3.28であった（関心領域内の萎縮が強い）．

診断と考察：初診の時点で双極性障害によるものかアルツハイマー病に進展しているのかを判断することが困難だったので脳SPECT検査を実施した．右＞左頭頂葉後部（緑矢印）ならびに右前頭葉（黄矢印）で有意な血流低下が観察された．両側後部帯状回（赤矢印）にも軽度ながら血流低下がみられた（図70）．双極性障害の有無は別にしてアルツハ

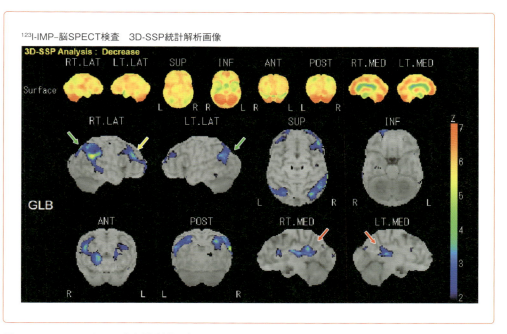

図70 アルツハイマー病と診断後4年以上にわたって認知症症状が進行・悪化しない
初診時50代後半,女性,脳SPECT検査
右＞左頭頂葉後部(緑矢印)と右前頭葉(黄矢印)で有意な血流低下が観察される.両側後部帯状回近傍(赤矢印)でも血流低下がみられる.

イマー病に特徴的な血流異常の存在が判明したことから症状改善薬を開始した.2年後の神経心理検査では,MMSEは26点,HDS-Rは26点,ADAS-J cog.は8点,WMS-Rは12点,3年後ではそれぞれ27点,23点,7点,8点であった.4年後の診察では,おき忘れや約束事を忘れることはあるが家事全般は概ね自立できている,ひとりで買い物にも行っている.現在は抗うつ薬のミルタザピン15mgを服薬しているのみである.レケンビ®治療のために実施された神経心理検査では,MMSEは28点(失点は計算課題と図形模写課題で各1点),CDR全般スコアは0.5,ADCS MCI-ADLは45点であった.基本的日常生活動作を評価するPSMSでは該当する項目はなかった.

アミロイドPET検査(図71):両側の前頭葉ならびに頭頂葉,側頭葉,後部帯状回から楔前部,尾状核頭部にフルテメタモルの高集積を認める.アミロイド陽性と判定された.

初診時,アルツハイマー病と診断したがその後認知症症状に進行・悪化がみられないことから,初診の2年後頃からアルツハイマー病との診断が正しかったのかの疑念が生じてきた.初診時の診断は,病歴と^{123}I-IMPを用いた脳SPECT検査を主な根拠としているが,著者の外来を受診する前に近隣の総合病院を受診しており,そこで^{99m}Tc-ECDを使用した脳SPECT検査を受けており,その結果も図70と同様の血流低下を示していた.2種類の脳血流シンチ製剤を使用した脳SPECT検査が同一の所見を呈していたことから本事例にみられる血流異常は確実なものと判断し,アルツハイマー病と診断したのであるが,本

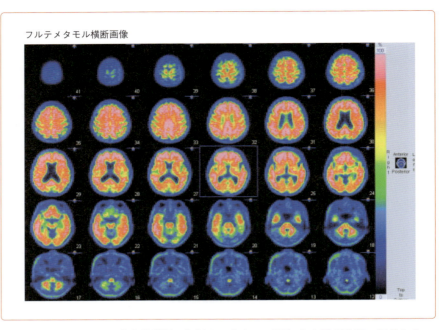

図71 アルツハイマー病と診断後4年以上にわたって認知症症状が進行・悪化しない
初診時50代後半,女性,アミロイドPET検査
両側の前頭葉ならびに頭頂葉,側頭葉,後部帯状回から楔前部,尾状核頭部にフルテメタモルの高集積を認める.体動あったために撮像時間を10分延長.

事例がアルツハイマー病ではないとすると認知症診療における脳SPECT検査の信頼性が揺らぐことになる.アミロイドPET検査が実臨床で実装化される以前には,脳SPECT検査で両側あるいは一側の頭頂葉後部や後部帯状回から楔前部にみられる血流低下がアルツハイマー病を診断する根拠とされてきた.事実,これらの領域の血流低下を根拠に本事例でもアルツハイマー病の診断を下してきたわけである.今回のアミロイド陽性の結果は,脳SPECT検査に基づく臨床診断の信頼性を担保するものといえる.

アルツハイマー病は,原則として緩徐に進行・悪化する疾患である.特に若年発症アルツハイマー病では,認知症症状が数年で急速に進行・悪化する事例も少なくない.ところが本事例では,初診から4年経過しても神経心理検査の結果や日常生活の遂行能力にほとんど変化がない.若年発症アルツハイマー病として典型的ではないといえる.本事例は,アルツハイマー病であっても認知症症状が長年にわたり進行・悪化しない事例が存在することを明らかにしたものである.初診時の診断の妥当性が担保されたことからレケンビ®治療を開始した.

事例22 記憶の低下はみられるが加齢に伴うもの忘れなのか
軽度認知障害なのかの鑑別をしたい70代前半,女性

病歴と問診・診察:2年前から前日のことを覚えていない,同じことを何回も言うことが気になり始めた.最近,もの忘れが進んでいる,さっき言ったことを忘れる,買い物で支払いをしたことを忘れてしまい再度支払いをしようとする,外食で注文したことを忘

れているなどの状態が頻繁にみられる．家事全般の遂行に支障はない．意欲もあり服薬を忘れることはない．問診では，診察日の年月日や曜日，病院名，子どもの人数や居住地は正答できていた．前日の夕食や当日の昼食の内容を全く想起できなかった．3単語の遅延再生ではひとつは自発想起が可能であったが残りの2つはヒント提示でも想起することができなかった．

神経心理検査：MMSEは25点，HDS-Rは25点であり，3単語の遅延再生課題は，それぞれ1点，4点であった．ADAS-J cog.は13点，FABは9点，WMS-Rは4点（70〜74歳の基準値18.5±7.5点）であった．日常生活動作を評価するPSMSとIADLでは該当する項目はなかった．

脳形態画像検査：MRIでは海馬を含めて脳萎縮はそれほど目立たず局在病変もない．海馬傍回の萎縮を評価するVSRADでは，萎縮の程度は0.66であった（関心領域内の萎縮はほとんどみられない）．

アミロイドPET検査（図72）：両側の前頭葉と頭頂葉，右側頭葉，後部帯状回から楔前部，両側尾状核にフルテメタモルの高集積を認める．アミロイド陽性と判定された．

診断と考察：家族からの病歴で記憶の低下が疑われ，問診でも記憶障害の存在は明らかである．しかしながら，神経心理検査では，WMS-Rを除いていずれも非認知症あるいは境界域に位置していた．MRIでも脳萎縮はそれほど目立たず日常生活に支障はないと家族は述べている．アルツハイマー病と診断する根拠に欠けることは明らかである．定義的には健忘型軽度認知障害の範疇と想定されるが，加齢に伴うもの忘れを完全に否定

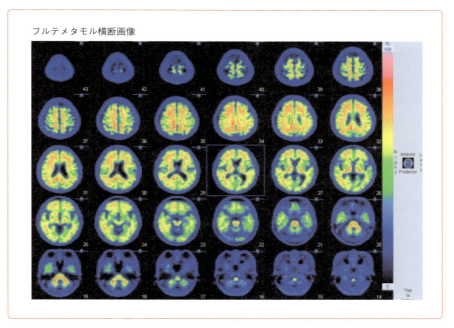

図72 記憶の低下はみられるが加齢に伴うもの忘れなのか軽度認知障害なのかの鑑別をしたい70代前半，女性，アミロイドPET検査
両側の前頭葉から頭頂葉，右側頭葉，後部帯状回から楔前部，両側尾状核にフルテメタモルの高集積を認める．

できるのかとの疑問も浮かぶ．背景疾患として仮にアミロイドPET検査によって脳内にアミロイドβの蓄積が判明したならば，アルツハイマー病による軽度認知障害との診断は確実になるが，仮にアミロイドβが蓄積していないならば，その他の原因疾患による記憶障害かあるいは加齢に伴う現象と解釈せざるを得ない．少なくとも本事例では，血管性認知症あるいはレビー小体型認知症の予備軍に該当する軽度認知障害の可能性はほとんどないといえる．原因疾患は別にしても軽度認知障害なのか加齢に伴うもの忘れなのかの鑑別は患者ならびに家族にとって抗アミロイドβ抗体薬治療を開始できるか否かを含めて重要な問題である．そのためにもアミロイドPET検査を実施しアミロイドβ病理の有無を確認することは実臨床では必須といえる．本事例では，アミロイド陽性と判明したのでアルツハイマー病による軽度認知障害との診断が妥当でありレケンビ®治療を開始した．

事例23 夫がアルツハイマー病であると主張しレケンビ®治療を強く求めている70代前半，女性

病歴と問診・診察：1年前に知人宅を訪問した帰り道で迷子になり自宅に電話が入った．眼鏡のおき忘れがしばしばみられ，夫が患者を「おばあさん」と呼びかけると怒り出す．以前に比して活動することが少なくなり自宅でテレビをみていることが多くなった．家事全般に支障はなく整容などにも問題はない．問診では，診察日の年月日や曜日，現在の居場所，前日の夕食や当日の昼食の内容は正答できていた．3単語の遅延再生は自発的に3つ想起可能であった．

神経心理検査：初診時のMMSEは27点，HDS-Rは27点であり，3単語の遅延再生課題に失点はなかった．ADAS-J cog.は11点，FABは14点，WMS-Rは10点（70～74歳の基準値は18.5±7.5点）であった．日常生活動作を評価するPSMSとIADLでは該当する項目はなかった．

脳形態画像検査：MRIでは軽度のびまん性脳萎縮がみられる以外には局在病変は観察されない．海馬傍回の萎縮を評価するVSRADでは，萎縮の程度は1.15であった（関心領域内の萎縮がややみられる）．

診断と考察：夫がアルツハイマー病に進展していると強く主張し受診してきたのであるが，患者に対する問診・診察ならびに神経心理検査の結果から初診の時点では認知症に進展している可能性は低いのではないかと判断し，患者と夫にその旨を説明し経過観察でよいとした．しかし夫は納得せず2か月後，通帳や診察券がないと言って患者が大騒ぎをしていると夫から連絡が入り，再度の診療を求められた．夫は，アルツハイマー病になっているから治療をしてほしいと強く希望していた．しかし，診察室での患者に対する夫の理不尽な言動，たとえば日常生活上での些細なミスを咎めるなど夫の高圧的な態度が患者を萎縮させ認知症を疑わせることになっているのではないか，また夫がやや大袈裟に事態を捉え過ぎているのではないかと著者は考え，認知症とする根拠に乏しいので半年前後経過をみるように夫に伝えた．その後も夫は，患者が不安がっており症状の進行を遅らせる薬を出してほしいと強引に治療を求め診察室でも患者のもの忘れや生

活上での些細なミスを指摘し患者を責める言動がしばしばみられていた．この状態で1年ほど通院してきていたが，レケンビ®が上市されたことを知った夫がこの薬剤を使えないかと求めてきた．アミロイドPET検査が実施できる機会を利用してアルツハイマー病ではないことを明確にさせることが患者にとって利益になると判断し，アミロイドPET検査を依頼した．しかし結果は予想外にアミロイド陽性であった．夫の判断が正しかったことが証明されたのである．

アミロイドPET検査（図73）：両側の前頭葉ならびに頭頂葉，後部帯状回から楔前部，側頭葉，尾状核にフルテメタモルの高集積を認め，アミロイド陽性と判定された．

本事例の問題点は，病歴や問診・診察，神経心理検査の結果でアルツハイマー病による軽度認知障害あるいは軽度認知症と診断することが可能であったか否かである．後方視的にみると病歴で日常生活に支障はないが迷子の既往があり記憶の低下（通帳や診察券のおき忘れなど）や易怒性がみられWMS-Rの結果がやや不良だった点を踏まえて軽度認知障害と判断すべきであったが，夫の言動がやや高圧的なことから患者が精神的に萎縮していたことや夫の考え過ぎではないかと判断してしまい軽度認知障害あるいは認知症の可能性は低いと断じてしまったことは反省すべき点といえる．本事例の場合，初診から1年後にアミロイドPET検査が実臨床で利用可能になり，アミロイドβ病理がないことを確認す

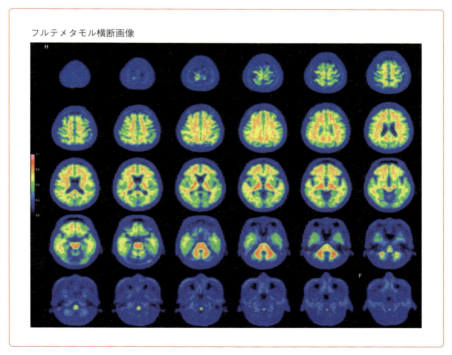

図73　夫がアルツハイマー病であると主張しレケンビ®治療を強く求めている70代前半，女性，アミロイドPET検査
両側に前頭葉ならびに頭頂葉，後部帯状回から楔前部，側頭葉，尾状核にフルテメタモルの高集積を認める．

るために検査を実施したことが逆に患者の正確な診断に繋がったといえる．本事例のように医師が認知症ではないと安易に判断あるいは思い込んでしまうと，アミロイドβ病理が存在しているにもかかわらずその後何年にもわたって診断を下されないままで経過してしまう患者が存在することになる．夫の理不尽な態度や言動に惑わされた結果，誤診を招く事例であったことは反省すべき点である．

事例24　脳SPECT検査でレビー小体型認知症を疑うがアミロイド陽性と判明した60代前半，女性

病歴と問診・診察：1年前頃からもの忘れ症状が出現していた．たとえば，結婚している娘に対して結婚しているか否かを何回も聞いてくる，夫と一緒に弁当を食べたのに数時間後に「この弁当は誰が食べたのか」と尋ねてきた，美容関係の仕事をしているが予約を重複して入れてしまうことがある．買い物で同じ物を20個ほど買ってしまった．冷蔵庫内に賞味期限の切れた食材が多数残っている．意欲の低下がみられ，以前は穏やかな性格だったが最近は怒りっぽい．問診では，診察日の月日を答えることができず，前日の夕食の内容を想起できなかった．子どもの人数や性別，居住地，孫の人数は正答できていた．神経学的にはパーキンソン症状を疑う所見はなかった．

神経心理検査：MMSEは19点（レケンビ®治療のために実施したときには22点を獲得できていた），HDS-Rは20点であり，3単語の遅延再生課題はそれぞれ0点，1点であった．ADAS-J cog.は13点，FABは14点，WMS-Rは7点（55〜64歳の基準値は22.0±7.1点）であった．NPIでは，妄想（お金が減っているのは誰かが盗んでいったから）がみられ，IADLで服薬管理に支障が観察された．

脳形態画像検査：MRIではびまん性脳萎縮以外に局在病変はない．海馬傍回の萎縮を評価するVSRADでは，萎縮の程度は0.81であった（関心領域内の萎縮はほとんどみられない）．

アミロイドPET検査（図74）：両側の前頭葉から頭頂葉，右側頭葉，後部帯状回から楔前部，両側尾状核にフルテメタモルの高集積を認めアミロイド陽性と判定された．

診断と考察：本事例は，受診1年前から記憶障害と意欲の減退，易怒性が出現し緩徐に進行・悪化しており自営業の仕事に支障もみられ始め，神経心理検査の結果も含めてアルツハイマー病として比較的典型的な臨床像を示すものである．若年性認知症なので正確な診断を期するために脳SPECT検査を実施した（初診はアミロイドPET検査が保険適用になる以前の時期であった）．右頭頂葉後部から後頭葉外側部（赤矢印）ならびに両側の内側後頭葉（黄矢印）で有意な血流低下が観察された（図75）．この結果はレビー小体型認知症を示唆するものであるが，病歴では幻視の訴えはなく神経学的診察でもパーキンソン症状の存在を確認できなかった．そこで，アルツハイマー病ならびにレビー小体型認知症双方に保険適用を有するドネペジルを開始したが，初診から半年後まで幻視を含めた幻覚の訴えはみられていない．その後，家族からアルツハイマー病ならばレケンビ®治療を受けたいとの希望がありアミロイドPET検査を実施したのであるが前述のようにアミロイド陽性と判明した．結果としてアミロイドβ病理が存在していることは確

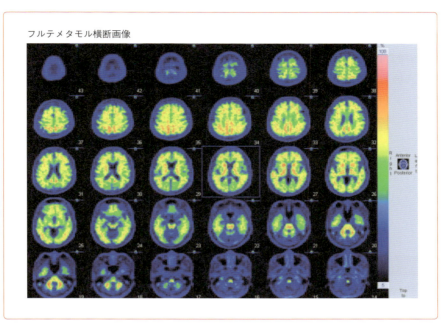

図74 脳SPECT検査でレビー小体型認知症を疑うがアミロイド陽性と判明した 60代前半，女性，アミロイドPET検査
両側の前頭葉から頭頂葉，右側頭葉，後部帯状回から楔前部，両側尾状核にフルテメタモルの高集積を認める．

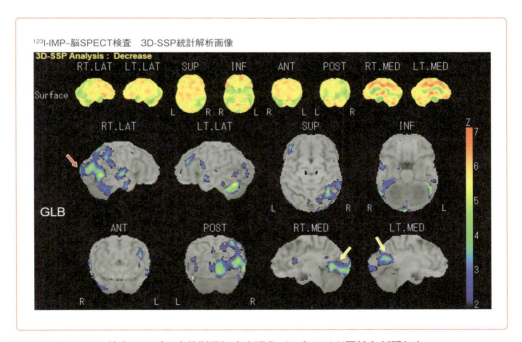

図75 脳SPECT検査でレビー小体型認知症を疑うがアミロイド陽性と判明した 60代前半，女性，脳SPECT検査
右頭頂葉後部から後頭葉外側部（赤矢印）ならびに両側の内側後頭葉（黄矢印）で有意な血流低下が観察された．

実といえる．　脳SPECT検査の結果だけを重視するとレビー小体型認知症と判断してしまう可能性を捨て切れない．従来の実臨床では臨床像や身体所見，神経心理検査，脳SPECT検査を総合し診断を下すことが原則であったが，アミロイドPET検査が認知症診療に利用できるようになった昨今では，本事例のように臨床診断に迷う場合にアミロイドPET検査は有益な情報を提供してくれるツールといえる．本事例は，アルツハイマー病であっても脳SPECT検査で血流異常が後頭葉領域にまで進展する事例が存在することを明らかにしており，後頭葉，特に内側後頭葉に進展する血流異常が必ずしもレビー小体型認知症のみに観察されるわけではないことを示唆するものである．もちろん，本事例ではアルツハイマー病にレビー小体型認知症を合併している可能性も否定できないが，幻視やパーキンソン症状はなくレビー小体型認知症の臨床診断基準を満たしていないので少なくとも臨床的にレビー小体型認知症はないと判断されてよい．

事例25　夫に対する妄想が主体になっている70代前半，女性

病歴と問診・診察：20年前に浮気相手の娘から金銭を要求する手紙が来たことで夫の浮気が発覚して以来，患者は夫に対して不信感を長期にわたって抱いていた．初診の3か月前から夫に対する妄想が活発化してきている．たとえば，夫の携帯電話に知らない女性からLINEが来ている，レストランの従業員に「あのときはごめんね」と夫が言っていたのは浮気をしている証拠である，夫が通院している眼科医院の看護師に誘いの声かけをしているなどと言い張るようになった．その件で夫の過去を調べたり通帳の出し入れを確認したりしている．娘や息子へのLINEでも夫に関する罵詈雑言を並べている．感情面を含めて症状に動揺性がみられる．幻視の訴えはない．家事全般は以前と変わりなくこなしている．しまい忘れやおき忘れなどのもの忘れ症状もそれほど目立たない．問診では，年齢や生年月日，診察日の年月日，曜日，病院名，前日の夕食や当日の朝食の内容は正答できていた．3単語の遅延再生では自発的にひとつも想起できず，ヒントでひとつだけ想起可能であった．

神経心理検査：MMSEは29点，HDS-Rは29点，ADAS-J cog.は7点，FABは14点，WMS-Rは8点（70〜74歳の基準値は18.5±7.5点）であった．日常生活動作を評価するPSMSとIADLでは該当する項目はなかった．

脳形態画像検査：MRIでは軽度脳萎縮を認めるが局在病変は観察されない．海馬傍回の萎縮を評価するVSRADでは，萎縮の程度は0.74であった（関心領域内の萎縮はほとんどみられない）．

診断と考察：病歴では，夫に対する嫉妬妄想，不実妄想が活発であり，これに伴う行動障害も観察される．神経心理検査の結果では記憶の低下はみられるがその他の認知機能に目立った低下は観察されず，家族も生活障害はないと判断しているので，積極的に認知症を疑う根拠に乏しかった．ただし記憶の低下が疑われることから妄想が主体のアルツハイマー病も否定できないと思われた．初診の時点ではアルツハイマー病の可能性を頭の隅においたうえで老年期の妄想性障害（老年期精神障害）と診断し，家族の希望もあってクエチアピン25mgの投与を開始した．その後，2週間に1，2回夫に対する妄想を

訴えていたが，妄想の頻度や状態は軽減していたのでクエチアピンは初期量で継続していた．1年後の神経心理検査では，MMSEは29点，HDS-Rは30点，ADAS-J cog.は14点，FABは14点であった．手段的日常生活動作を評価するIADLでは服薬管理ができづらくなっていた．初診から2年近くになった頃からレンジで温めた食べ物を数日取り出すことを忘れている，病院受診の手順で混乱する，言われた事柄を聞いていないと言って口論になるなど記憶や日常生活動作の低下が目立ち始めてきた．この時点でアルツハイマー病かもしれないと考え，患者ならびに家族にアルツハイマー病の可能性を否定できないことを説明しレケンビ®治療の手順を説明したところ，もしアルツハイマー病が存在するならば早めに治療を受けたいとの希望があったのでレケンビ®の最適使用推進ガイドラインに沿って診療を進めた．

アミロイドPET検査（図76）：両側の前頭葉から頭頂葉，後部帯状回から楔前部，両側尾状核にフルテメタモルの高集積を認めアミロイド陽性と判定された．

本事例では，夫に対する妄想が主体になっており，日常生活上での支障は目立たず，家族ももの忘れ症状には気づいていない．老年期の妄想性障害と考えがちであるが初診時の問診で3単語の遅延再生でひとつも自発的に想起することができない点が気にかかるところである．老年期の妄想性障害として簡単に診断を下すべきではなく，妄想が主体となるあるいは先行するアルツハイマー病を鑑別疾患に挙げるべきである．初診時70歳と比較的若いことから脳SPECT検査でアルツハイマー病に特徴的な血流異常を検出できる可能

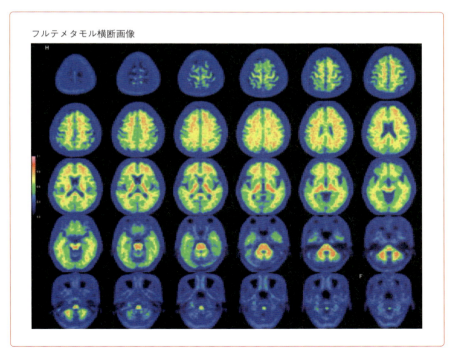

図76　夫に対する妄想が主体になっている70代前半，女性，アミロイドPET検査
両側の前頭葉から頭頂葉，後部帯状回から楔前部，尾状核にフルテメタモルの高集積を認める．

性はあるが，レケンビ®治療の適用を考えるとアミロイドPET検査を選択すべきである．妄想が主体でありその他の認知機能に目立った支障がない事例では認知症を除外する検査を実施しないと妄想性障害と判断されてしまい抗精神病薬などの処方がなされてしまうことになる．本事例も初診当時にはアミロイドPET検査が保険適用になっていなかったので抗精神病薬によって臨床経過を診ざるを得なかった．初診の時点での診断の誤りがその後の治療方針をも不適切な方向に導いてしまうことになる．認知症診療の現場では，もの忘れ症状はみられるが主訴が妄想や幻覚などの精神症状であると認知症ではなく他の精神疾患ではないかと考えがちである．妄想が主体あるいは先行するアルツハイマー病の存在を常に頭の隅に置いた診療が必要であると本事例は示唆している．

事例26　交通違反による臨時認知機能検査で認知症のおそれがあると判定された70代後半，男性

病歴と問診・診察：交差点で信号無視を犯し受検した臨時認知機能検査が35点（記憶課題は6点，見当識課題は15点）で認知症のおそれがあると判定され，診断書作成希望で当院を受診した．妻からの病歴によると，もの忘れはあるが日常生活で大きな支障はない．ただし整容にやや助言が必要である．気になることは理解力が低下してきていることで何回か言わないと理解できないようである．毎日車を運転して魚釣りや山に行ったりしている．問診では，年号と日を誤答していた．前日の夕食と当日の朝食の内容を問うと，考えようとせずすぐに「覚えていない，忘れた」と述べていた．3単語の遅延再生では自発的にひとつも想起できず，ヒントでひとつだけ想起可能であった．最近の気になるニュースを尋ねると「なにもない」と答え考え不精が観察された．

神経心理検査：MMSEは25点，HDS-Rは21点であり，3単語の遅延再生課題はそれぞれ0点，1点であった．ADAS-J cog.は12点，WMS-Rは5点（70〜74歳での基準値は18.5±7.5点）であった．日常生活動作を評価するPSMSとIADLでは該当する項目はなかった．

脳形態画像検査（図77）：MRIではびまん性脳萎縮が観察され，特に両側海馬の萎縮が目立ち（赤矢印），さらに左頭頂葉後部（黄矢印）にも萎縮がやや目立つ．初診時の海馬傍回の萎縮を評価するVSRADでは，萎縮の程度は5.45であった（関心領域内の萎縮が強い）．

診断と考察：運転中の交通違反によって臨時認知機能検査を受検し認知症のおそれがあると判定され受診してきた事例である．妻からの病歴によると認知症を考えさせるものはないが，問診にて記憶の低下は明らかであり，医師の質問に対して真剣に考えようとせず，すぐに覚えていない，わからないと答える考え不精が目立っていた．生活障害がないことから病態的には軽度認知障害に該当するが加齢に伴うもの忘れも否定できない．前者ならば半年ごとに診断書提出になるが後者ならば今後3年間の運転が無条件で担保されることになるので両者を鑑別することは重要である．本事例の診断のポイントは，軽度認知障害と判断するならばアルツハイマー病に起因するものなのかあるいはアミロイドβ病理を持たない加齢に伴うもの忘れなのかの鑑別である．また，MRIで両側海馬や左頭頂葉後部の脳萎縮がアルツハイマー病を診断するための手助けになるか否かも気

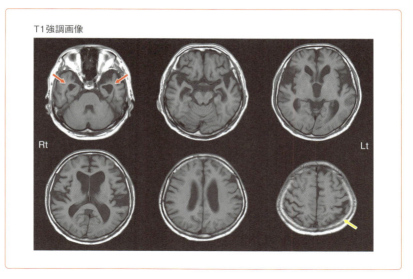

図77 交通違反による臨時認知機能検査で認知症のおそれがあると判定された70代後半,男性,MRI
両側側頭葉 特に海馬(赤矢印)と左頭頂葉後部(黄矢印)での萎縮が目立つ.

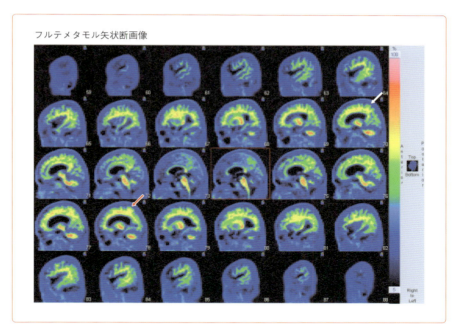

図78 交通違反による臨時認知機能検査で認知症のおそれがあると判定された70代後半,男性,アミロイドPET検査
左側優位に両側後部帯状回から楔前部(赤矢印は左側,白矢印は右側)の皮質に至る領域でフルテメタモルの高集積が観察される.

になる点である.

アミロイドPET検査(図78):左側優位に両側後部帯状回から楔前部(赤矢印は左側,白矢印は右側)の皮質に至る領域でフルテメタモルの高集積が観察される.アミロイド陽

性と判定された．

　本事例は，交通違反をきっかけに臨時認知機能検査を受検し，合格点に1点足らず医師による診断書作成命令が発出されたものである．診察の結果，軽度認知障害と考えたが加齢に伴うもの忘れも否定できないことからアミロイドPET検査を実施したのであるが結果としてアミロイド陽性が判明した．本事例では，臨床像と神経心理検査の結果で記憶障害の存在は明らかであり，アミロイドPET検査でアミロイド陽性であったのでアルツハイマー病による健忘型軽度認知障害と診断すべきである．患者本人は，運転継続を強く希望したが妻の説得を受け入れ免許の自主返納に応じた．その後，レケンビ®治療を開始している．運転免許に関連して受診してくる患者では認知機能障害が軽度の場合がほとんどである．そのために診察結果として非認知症あるいは軽度認知障害と診断されることが多い．本事例のように軽度認知障害と診断される患者の背景にアミロイドβ病理が存在していることが少なくない．さらに言えば，非認知症と判断した患者のなかにもアミロイドβ病理を持つ患者が少なからず存在する可能性も否定できないのではないだろうか．著者は，運転免許に関連する診療で非認知症と診断される患者のなかにかなりの割合で健忘型軽度認知障害あるいはすでにアルツハイマー病に進展している患者が含まれていると推測している．医師がその診断をできないのである．いずれの場合でも積極的にレケンビ®治療について説明し，アミロイドPET検査まで進んだ診療を行うべきといえるのではないだろうか．VSRADで評価された海馬の萎縮の程度もアルツハイマー病として矛盾しない所見であったといえる．

第8章

実臨床から考える
レカネマブ（レケンビ®）治療Q&A

　抗アミロイドβ抗体薬であるレケンビ®が実臨床で使用可能になってからほぼ1年を経てきているなかで，これからレケンビ®治療を開始しようと考えている臨床医にとってレケンビ®治療についての多くの疑問や迷うことがあるかと思われる．著者は，2024年2月14日にレケンビ®治療を70代前半の女性に開始して以来，2024年12月までに50名の患者に当該治療を実施してきているが，その経験のなかで著者自身が疑問に思ったこと，迷ったことが多々あったのも事実である．本章では，レケンビ®治療についての疑問とそれに対する現時点での最適と考えられる回答について著者の経験を踏まえて解説を行う．

Q レケンビ®治療の対象とする患者をどう集めたらよいか

A レケンビ®の治療対象は，アルツハイマー病による軽度認知障害および軽度認知症と規定されているので，認知機能障害がいまだ軽微あるいは軽度の段階での患者をどう診療範囲に集めることができるかが求められる．そのためには，もの忘れ外来などを標榜する外来においてどれだけ広い範囲で多数の初診患者を集めることができるかに大きく拠っている．もの忘れを心配して医療機関を受診してくる患者は80代前半が最も多い(**図79**)．そのなかでレケンビ®治療に最適な年齢層が70代以下であることを考えると，初診患者を幅広く集めることによって70代以下でなおかつ認知機能障害が軽微あるいは軽度の段階の患者がある程度の頻度で受診してくることが予想される．つまり，もの忘れ外来受診者の裾野を広げることがレケンビ®治療の対象となる患者を増やすことになるのである．また，もの忘れ外来を受診してくる患者のなかでもの忘れはみられるが日常生活に支障はないと家族が訴える患者は，一見すると加齢に伴うもの忘れのように思われるが，そのなかにアルツハイマー病による軽度認知障害あるいは軽度認知症が含まれていることをしばしば経験する．むしろ生活障害がないあるいは目立たない患者こそ軽度アルツハイマー病である可能性が高い．また，運転免許更新の際に受検した認知機能検査で認知症のおそれありと判定された患者も軽度認知障害あるいは軽度アルツハイマー病の可能性があるので慎重に診療を進めることでレケンビ®治療の候補となる患者を見出せることが少なくない．

Q レケンビ®治療を開始すべき適切な年齢は存在するのか

A Clarity-AD試験の参加年齢は50歳から90歳までとされ，レケンビ®群の平均年齢は71.4±7.9歳になっている．つまり65歳から78歳あたりの参加者が多かったと解釈される．そこから実臨床でも80歳未満の患者を対象とするのが妥当な選択肢といえるかもしれない．**図80**は，著者の施設でレケンビ®治療を導入した40名における年齢層分布を示

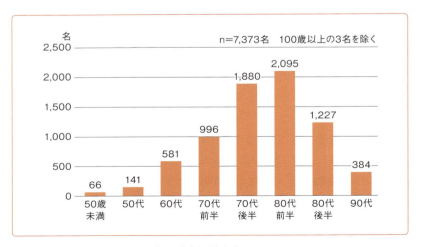

図79　年齢層別にみたもの忘れ外来初診患者
2008年4月から2024年3月までに受診してきた初診患者．80代前半が最も多い．
(八千代病院　愛知県認知症疾患医療センターのデータ)

第8章　実臨床から考えるレカネマブ（レケンビ®）治療Q&A

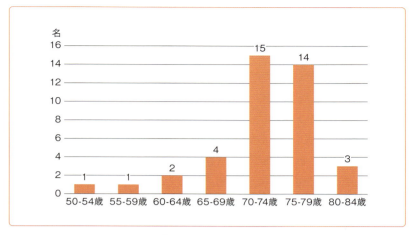

図80　当院におけるレケンビ®治療40名の年齢層分布
2024年2月14日〜2024年9月10日
（八千代病院　愛知県認知症疾患医療センターのデータ）

したものである．40名の平均年齢は72.9歳±6.3歳であった．レケンビ®の添付文書を通読しても投与対象となる患者に年齢制限は課されていないので，80歳を超えた患者に投与してもなんら支障はないといえる．しかしながら，年齢が進むほど身体合併症の併発リスクは高まり，レケンビ®治療による出血性合併症も高くなるリスクを否定できない．治療対象となる患者の年齢上限は個々の医師の判断でよいが，高齢になるほど投与に慎重さが求められることは確かである．著者は，男性患者では80歳まで，女性患者では82歳までをレケンビ®の治療対象としている．

Q レケンビ®の効果を患者や家族に理解し納得してもらう説明をどうしたらよいか

A レケンビ®開発時のClarity-AD試験の主要評価項目はCDR-SBのベースラインからの変化量であり，レケンビ®群とプラセボ群間の差が0.45であり悪化抑制率が27.1％であったと説明しても患者や家族はその説明をなかなか理解できないであろう．そもそもCDRとはなにかの話から始めないと正確な理解に繋がらない．著者は，むしろアルツハイマー病の原因と考えられている脳内アミロイドβ蓄積量がレケンビ®治療によって減少していく図2(p.4参照)を提示して，開始1年後でアミロイドβの蓄積量が半分程度減ることを説明することでレケンビ®の治療効果を解説するようにしている．この減少する図をみることで患者や家族はレケンビ®の治療効果に得心することが多い．そのためにはアルツハイマー病は神経細胞が壊れていくことで発症すること，神経細胞が壊れるのはアミロイドβの蓄積が増えていくことが原因のひとつと想定されていることをまず説明し，患者や家族に理解してもらうことが前提になる．

Q レケンビ®治療を開始する際の認知機能検査はどのような手順で行うか

A レケンビ®治療を開始するためには，まず認知機能検査としてMMSEが22点以上かつCDR全般スコアが0.5または1の双方をクリアしなければならない．CDRは，1時間前

後を要する検査であり，多忙な外来診療のなかでスクリーニング検査としてすべての患者に実施をすることは難しい．初診の患者でレケンビ®治療の意思が明らかなとき，以下の2つの選別方法が想定される．まず認知症に進展しているのか否かを判断するために従来から実施している神経心理検査（MMSEやHDS-R，ADAD-J cog.，FABなど）を実施し，MMSEが22点以上獲得できたことを確認したうえで後日にCDR（MMSEを再検してもよい）を実施する方法である．もうひとつは初診の時点で臨床像からMMSEが22点以上獲得できることを見越して，MMSEとCDRを同日に実施する方法である．再来患者の場合には，以前に実施されたMMSEの点数を基にして対象患者を選別し，再度MMSEとCDRを実施することになる．かなり以前，たとえば1年前にMMSEが22点あるいは23点を示していた患者では，アルツハイマー病が進行性の疾患であることを考慮すると，レケンビ®治療の選択のために行う再度のMMSEで22点以上を獲得できる可能性はかなり低いと考えるべきである．再来患者では，過去のMMSEが24点付近を超える患者を選別対象にしたほうがよいかもしれない．患者や家族の心理的，時間的な負担を考えると神経心理検査の所要時間は全体として1時間30分を超えないようにしたい．

Q アミロイドPET検査と脳脊髄液バイオマーカー検査の選択基準はあるのか

A 現時点ではアミロイドβ病理の存在を確認するためにアミロイドPET検査か脳脊髄液バイオマーカー検査かのいずれかを実施しないとレケンビ®治療を開始することはできない．どちらの検査が優先されるかについての明確な基準はない．患者への侵襲性を考慮するとアミロイドPET検査のほうが受けやすいものといえる．ただし，アミロイドPET検査を実施できる施設は全国でも数が少なくかつ偏在化している事実を考えると，アミロイドPET検査を受けられる患者は限られるかもしれない．一方，脳脊髄液バイオマーカー検査は，その手技を習得していればほとんどの医師が実施することは可能であるが患者に腰椎穿刺を行うので侵襲性があることを否定できない．著者は，レケンビ®治療を開始している患者すべてにアミロイドPET検査を実施しており，脳脊髄液バイオマーカー検査を行ったうえで治療を開始した患者はいない．

Q レケンビ®治療の日程をどのように設定すればよいか

A レケンビ®治療は2週ごとの実施と規定されており，治療日程は各施設での点滴実施場所の規模や点滴を実際に行う看護師のマンパワーなどに左右されることになる．対象患者が数名から10名以下ならば1週間内での実施は可能であろうが，10名を超えて数10名，さらに100名単位に及ぶ際にはおそらく1週間内ですべての患者の治療を実施することは困難となり，2週にわたって患者を分散しなければならないと想定される．著者の施設では，レケンビ®治療の開始に際して点滴治療日を水曜日と木曜日に設定し，まず午前中に3名の治療枠を設定した．なぜ午前中に設定したかというと，点滴治療開始時に注入に伴う反応infusion reactionなどの有害事象が発生した場合に入院を含めた対応に時間的余裕をもてるからである．1週間で計6名の治療が可能であり，それ以上になった場合には次週の水曜日と木曜日に拡大して治療を行うようにした．2週にまたがって計

第8章　実臨床から考えるレカネマブ（レケンビ®）治療Q&A

12名の治療が可能である．さらに13名以上になったときに午後に治療枠を拡大していった．現在，50名にレケンビ®治療を実施しているが，水曜日と木曜日のそれぞれ午前午後で1日12〜13名前後の患者の治療が可能になっている．

Q レケンビ®治療後の待機時間をどう考えたらよいか

A 製造販売会社によるレケンビ®の適正使用ガイド（p.33）では，投与に伴う待機時間についてClarity-AD試験における待機時間を援用して以下のように記載している．①レケンビ®の初回投与では，投与から4時間後まで院内に滞在する，②2回目から7回目までは投与後2時間以上院内に留まる，③8回目以降では，主治医が医学的に安定していると判断すれば投与終了から30分後には医療機関から退出してよい．この記載はあくまでも投与開始時間を起点としているので，実臨床では，来院後の体重やバイタルサインの測定，診察などに要する時間や薬剤部における薬剤の調整時間，治療を受ける患者が多数の場合の待ち時間，看護師が点滴のための穿刺までの時間などで合計30分以上かかると予想されるので院内での待機時間はさらに増加する．患者や家族にとってレケンビ®治療のために7回目までは半日ほど病院内で時間を費やすことになるといえる．この時間的負担を考えて著者は，患者の状況をみて3回目の投与以降では点滴終了30分後にバイタルサインの測定を行い問題がなければ帰宅としている．

Q MMSEならびにCDR実施日から1か月以内にレケンビ®治療を開始すると記載されているが，1か月を超えると治療はできないのか

A レケンビ®の最適使用推進ガイドラインの（1）投与対象となる患者の項で，MMSEが22点以上およびCDR全般スコアが0.5または1の両方を満たすことが，投与開始1か月以内の期間を目安に確認されること，と記載されている．つまり，MMSEとCDRを実施後1か月以内にレケンビ®治療を開始することが原則とされている．この文言のなかで「目安」がいかなる日数を示しているのかは定かではない．たとえば，対象となる患者がコロナ感染で1週間入院してしまい前記規定の1か月以上を超えてしまったなど諸般の事情で1か月以内にレケンビ®治療を規定通りで開始できなかった場合，超過日数が何日まで許容されるのかがわからないのである．1週前後は許容されてもよいかもしれないが断定的なことは言えない．仮に1か月を超えた段階でレケンビ®治療を開始した際には，レセプト（診療報酬明細書）にその理由を症状詳記することを忘れないようにしたい．

Q 注入に伴う反応infusion reactionは，いつ，どのような状態で出現するのか

A レケンビ®の初回投与時に出現することが多いので患者や家族らにその旨を治療開始前に説明しておくことを忘れないようにしたい．点滴実施中の後半から終了後数時間以内に発熱や悪寒，頭痛，頭重感を訴えることが多い．稀に帰宅後に発熱や頭痛を生じる患者もみられる．著者の患者では4名が帰宅後に発熱と頭痛を生じていた．また1名で初回投与ではなんら症状はなかったが，2回目の点滴後2日してから3日間発熱が断続的に出現していた患者がみられる．注入に伴う反応は，レケンビ®治療開始後の周辺でみられるこ

139

とが多いが，その出現時期は患者によって異なることが少なくない．初回投与から数回は注入に伴う反応に注意していくほうがよいだろう．**図81**は，Clarity-AD試験と著者の施設におけるinfusion reactionの出現時期と頻度を比較したものである．Clarity-AD試験の頻度は%，自験例は実数で表示しているが，いずれも初回時に最も出現しやすく経過に従って出現が減少していくことがわかる．

Q 注入に伴う反応infusion reactionが出現したときにはどのように対応したらよいか

A レケンビ®治療では，初回投与の際に注入に伴う反応が出現するリスクに気をつけたい．点滴中に出現したときには，必要に応じてレケンビ®の注入速度を下げるか，場合によっては中断または中止を視野に入れておくとよい．大部分は薬剤の介入なしに軽快するとされているが，必要によっては，たとえば抗ヒスタミン剤であるネオレスタール®（10mg）を1管静注する（著者は，2024年12月の時点で50名にレケンビ®治療を実施しているが本剤を使用する場面に遭遇したことはない）．臨床症状としては悪寒あるいは発熱，頭痛がみられることが多く，ほとんどは薬剤の介入なしで軽減する．初回の治療で注入に伴う反応が出現したときには，2回目の治療開始30分前に予防的薬剤としてカロナール®（200mg）2錠とレスタミンコーワ®（10mg）3錠を服薬してもらうことにしている．レケンビ®治療を開始した50名中8名に発熱や頭痛の出現を著者は経験しているがほとんどは薬剤の介入なしに数時間で軽減，消失していた．注入に伴う反応は帰宅後に出現することもあるので，初回投与後にカロナール®（200mg）2錠を処方したうえで帰宅後や翌日に上記の症状が出現したときには2錠を頓服するよう指示をしている．著者の経験でも注入に伴う反応は初回だけに出現することが多かったが，3回目の治療後でも発熱や頭痛が出現していた患者が1名みられている．その患者は700mg相当（体重71kg）のレケンビ®用量での投与であったので用量に関係しているのかもしれない．

Q レケンビ®治療を受ける患者が増加するのに伴ってその治療スケジュールをどのように管理したらよいか

A レケンビ®の治療スケジュールは，2週ごとの来院でありさらに不定期にMRI検査も実施しなければならない．治療対象患者がたとえば20名を超えるなど多数に及んでくると，どの時期にMRI検査を予約したらよいか失念してしまうことがあるかもしれない．多数の患者の治療スケジュールを確実に把握しておくために，著者は，**図82**に示すようにエクセルを利用した治療スケジュールを作成し，次回の外来予定日やMRI検査をいつ施行したらよいかなどについて診察をするごとに確認を行うようにしている．

Q レケンビ®投与予定日に急病などの理由で投与をできなかったとき，どうしたらよいか

A Clarity-AD試験ではレケンビ®を投与できない日を基準にして前後8日までの期間で投与ができるとされていたようである．また2回の点滴の間には少なくとも7日空けるよう規定されていた．これを基に実臨床での対応を考えると，レケンビ®投与予定日から前後1週間以内に投与を実施すればよいといえる．あらかじめ投与予定日に実施できないこ

第8章　実臨床から考えるレカネマブ（レケンビ®）治療Q&A

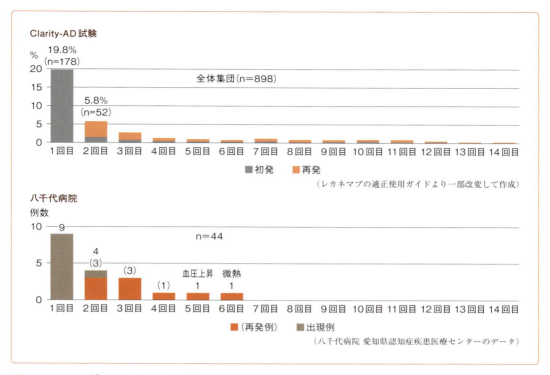

図81　レケンビ®における注入に伴う反応infusion reactionの出現時期の比較（Clarity-AD試験と自験例）

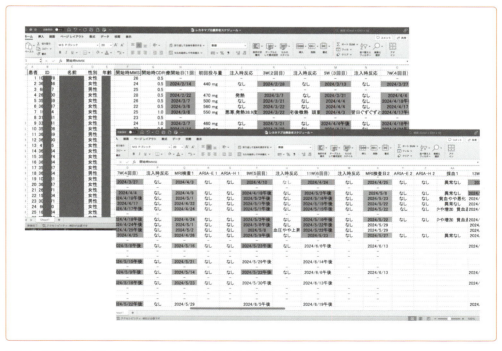

図82　著者が作成し利用しているレケンビ®治療スケジュール

とが判明している場合には前倒しにして前日などに投与を行うことが可能であろう．投与当日あるいは前日に不測の事態が出現したときには後日にずらすしか方法はない．著者の経験であるが，5回目の投与予定日の2日前にコロナ感染が判明した患者がみられ，1週後にずらして投与を実施しようと考えたが患者本人の体調からそれが困難と判断し，2週後にずらして投与を再開したことがある．その後は，そこを起点に2週間ごとの点滴に戻した．

Q 抗血小板薬（アスピリンなど）を服薬している患者がレケンビ®治療を希望しているが治療を開始してよいか

A レケンビ®の添付文書をみると，血液凝固阻止剤（抗凝固薬）ならびに血小板凝集抑制作用を有する薬剤（抗血小板薬），血栓溶解剤は，レケンビ®の併用注意項目に挙げられている．しかしながらClarity-AD試験をみると，参加集団のなかで抗血小板薬併用が251名，抗凝固薬併用（抗凝固薬単独もしくは抗血小板薬と併用）が83名含まれていることがわかる．レケンビ®治療に対する適正な使用勧告 Appropriate Use Recommendations (AUR)では，抗血小板薬についてアスピリンならば1日325mgまでの服薬患者や至適用量範囲内のその他の薬剤（クロピドグレル，プラスグレル，チカグレロル）を服薬している患者ではレケンビ®の使用は許容されると記載されている．ただし，*APOEε*4ホモ接合型を持つ患者では，ARIAが発現しやすいことがあり，そのリスクは抗血小板薬の服薬によって増悪するかもしれないとも指摘している．著者の外来では，レケンビ®治療50名中2名はアスピリン（用量はいずれも100mg）を治療開始前から服薬していたが十分な説明を行ったうえで治療を開始しているが開始半年を経ているが特に問題は生じていない．

Q レケンビ®の治療効果をどのように判定したらよいか

A 厚生労働省によるレケンビ®の最適使用推進ガイドラインでは，「本剤投与期間中は，初回投与施設において定期的に以下の有効性及び安全性の評価に係る対応を行うこと」と規定されている．具体的には，レケンビ®投与開始後，6か月に1回MMSEとCDR全般スコアの実施，患者および家族・介護者から自他覚症状の聴取等による臨床症状の評価を行うことになる．したがって18か月の治療期間で開始前を含めて合計4回の神経心理検査と臨床症状の評価を行うことになる．そしてレケンビ®の有効性が期待できないと判断されるときには投与の中止を考えると記載されているが，投与中止の具体的な基準は明記されていない．客観的な評価としてはMMSEやCDRの点数の推移を判定材料にすることになるのであろうが，アルツハイマー病が進行性の疾患であることを考えると両者の点数が改善する方向に向くことは考えにくい．むしろ点数の悪化が観察されることになるのであろうが，その悪化をどのように判断するかは難しい課題である．

Q レケンビ®治療の効果判定のためにどのような神経心理検査を利用したらよいか

A レケンビ®治療の適否を判断するためにMMSEとCDRは必須の検査なのでこの2つは経時的に施行することになる．その他にどの神経心理検査を選択するかは個々の医師の

第8章　実臨床から考えるレカネマブ（レケンビ®）治療Q&A

判断でよいと思われるが，いずれの検査を施行するにしても開始時に必ずその検査を実施しておかないとベースラインのデータがないので，その後の効果判定に役立たなくなることを忘れないようにしたい．著者は，レケンビ®治療に関しては，上記のMMSEとCDR以外にADCS MCI-ADLとWMS-R，PSMSの5種の認知機能検査を半年ごとに実施して効果判定を行うようにしている．

Q なんらかの原因でレケンビ®治療を中止した後に再開する場合の手順を教えてほしい

A レケンビ®の最適使用推進ガイドラインでは，本剤の投与中止後の再開には以下のすべてに該当する患者であることを確認するとしている．① 患者の都合で投与を中止した場合には，初回投与時の患者要件に準じて再度認知症スコアを確認して本剤の投与対象となる要件に該当することを確認する．本剤投与中止後の再開は原則初回投与から18か月までとし，初回投与から18か月を超えて再開する場合は，再度アミロイドβ病理と認知症スコアを確認して本剤の投与対象となる要件に該当することを確認する．② ARIAによる中止後に投与を再開する場合には，添付文書の注意喚起に準じて投与再開の可否や投与再開のタイミングなどを判断する．投与を再開する場合には，再度認知症スコアを確認して本剤の投与対象となる要件に該当することを確認する．

Q ARIAの臨床症状を教えてください

A ARIAの多くは無症状であり，MRI検査を実施したときに認められることがほとんどである．臨床症状としては，ARIA-Eは非特異的で一過性に症状が認められることが多い．軽度の場合には頭痛や吐き気，嘔吐，浮動性めまい，疲労感などがみられ，視覚障害や精神症状，歩行障害などが認められることもある．頻度的には低いが重篤な神経症状として，脳症やけいれん，てんかん重積状態などが生じることもあるので注意が必要である．患者と家族にはこれらの症状がみられたときには直ちに治療を受けている医療機関に連絡を入れるよう指示しておくとよい．ARIA-Hは，一般的には無症状とされている．

Q レケンビ®初回投与6か月以降は他医療機関に紹介をしてよいとされるが，具体的にはどうしたらよいか

A レケンビ®の最適使用推進ガイドラインでは，投与期間中の患者の評価や検査などは初回投与施設での実施とするが，それ以降のレケンビ®投与は以下の要件を満たす施設に移管し実施してもよいとしている．

① 4学会（日本神経学会，日本老年医学会，日本精神神経学会，日本脳神経外科学会）のいずれかの専門医資格を持つ医師が在籍すること

② 10年以上にわたって認知症診療に従事していること

③ MRIでのARIAの有無を判断し，レケンビ®の投与継続，中断などの判断ができ，かつ適切に対応ができる医師であること

④ 製造販売会社が提供するARIAに関するMRI読影の研修を受講していること

⑤ 日本認知症学会などが実施しているアルツハイマー病ならびにレケンビ®に関する研修

を受講していること

⑥レケンビ®に関する全例調査を確実に行える施設であること，　など

　投与6か月以降ならばこれらの要件を満たす施設にレケンビ®の点滴治療を移管しても
よいとされるが，実臨床で果たしてどれだけの施設がこれらの要件を満たしたうえで実際
にレケンビ®治療に参加できるだろうか．レケンビ®の初回投与施設と6か月以降に投与
を受け持つ施設との緊密な連携が求められるといえる．著者は，6か月以降に投与を受け
持つ施設はそれほど多くはないように感じている．レケンビ®治療を受けている患者や家
族も治療を開始した施設で6か月以降も継続して投与を受けていきたいとの希望をもって
いる場合が多いのではないだろうか．

Q 透析患者にレケンビ®治療を実施することはできるのか

A レケンビ®の添付文書などを通読しても透析患者に対する使用に関しての記載はない．
レケンビ®の代謝経路として腎臓は関与していないことから使用できないという理由は見
当たらない．実臨床では，透析患者を対象にレケンビ®を使用したデータがないこと，レ
ケンビ®の透析による薬剤除去率のデータもないことから，使用する際には個々の主治医
の判断で慎重に使用するということになる．レケンビ®は，250 mLの生理食塩水と混和
をするのでその分だけ水分負荷になることも理解しておくことが重要である．

Q レケンビ®治療と症状改善薬の併用は可能か

A Clarity-AD試験では，プラセボ群で53.2％（477/897例），レケンビ®群で51.9％
（466/898例）でベースライン時に症状改善薬が使用されていたと記載されている．レケ
ンビ®の電子添付文書上では，症状改善薬であるコリンエステラーゼ阻害薬やNMDA受
容体阻害薬は併用注意に設定されていない．したがって実臨床でもレケンビ®治療と症状
改善薬との併用は可能とされるので，以前から処方している症状改善薬をレケンビ®治療
開始後にやめる必要はなく，またレケンビ®治療開始後に症状改善薬を追加併用すること
にも問題はないといえる．

Q レケンビ®治療中に脳血管障害を発症した場合の対応はどうしたらよいか

A レケンビ®の適正使用ガイドにはこの疑問に対しての回答は記載されていない．主治
医の判断に任せられることになるのであろうが，心原性脳塞栓症や梗塞病変が比較的広い
アテローム血栓性脳梗塞の場合には治療の中止が妥当な判断であろう．これらの脳梗塞で
は，その後に抗凝固薬や抗血小板薬が開始されることが多いのでよりレケンビ®治療のハー
ドルは高い．長径が10 mm以下のラクナ梗塞の場合にはレケンビ®治療の継続の適否の判
断は難しい．最も困るのは，ARIA発現の有無を評価するために撮像したMRI diffusion
画像で新鮮な脳梗塞と思われる微小な高信号域の存在が判明した場合である．臨床的に症
状もなくその意義も十分明らかではないが，レケンビ®治療を継続してよいか否かは定か
ではない．レケンビ®の適正使用ガイドでは，投与開始時の適切な患者の選択において
「1年以内の一過性脳虚血発作，脳卒中またはけいれんの既往のある患者において，本剤

の投与を開始した経験はない」との記載がみられ，この場合には投与の可否を慎重に検討することとされるので患者や家族の希望ならびに主治医の判断に委ねられている．同様にレケンビ®治療中に生じた脳血管障害に関しても患者や家族の意向，主治医の判断によって継続の適否を判断するということになるのだろう．

索 引

数字・欧文

^{123}I-MIBG 心筋シンチグラフィー検査 ……………………………………… 53

AACI 試験 …………………………… 15

ADAS-Cog14 …………………………… 4

ADCOMS ……………………………… 4

ADCS MCI-ADL ……………………… 4

APOE ε4 キャリア ………………… 5, 10

APOE ε4 ホモ接合型 …… 5, 14, 142

ARIA（アミロイド関連画像異常）……………… 4, 91, 95, 108, 111, 143

ARIA-E ………… 5, 9, 18, 95, 108, 143

ARIA-H ………… 5, 9, 18, 95, 108, 143

BPSD（行動・心理症状）………… 25, 75

CDR（clinical dementia rating）…… 79, 88

CDR-SB（clinical dementia rating-sum of boxes）………… 2, 16, 103, 137

Clarity-AD 試験 ………… 2, 66, 79, 93, 98, 103, 136, 139, 142, 144

HDS-R …………………………… 28, 71

Head turning sign（HTS：頭部振り返り現象）…………………………………… 27

IADL（instrumental activities of daily living）…………………………… 30, 77

iADRS（integrated Alzheimer disease rating scale）…………………… 16

infusion reaction（注入に伴う反応）…… 8, 91, 93, 96, 108, 110, 138, 139, 140

MMSE ………………… 28, 71, 88, 103

N3pG Aβ ………………………………… 15

PSMS（physical self-maintenance scale）…………………………………… 29, 76

SWI（磁化率強調画像）………………… 95

TRAILBLAZER-ALZ 2 試験 …… 15, 66, 111

あ 行

アスピリン …………………………… 89, 142

アナフィラキシー ………… 17, 91, 100, 110

アミヴィッド® ……………………………… 39

アミロイド PET 検査 ………… 38, 89, 138

アミロイドβプラーク …… 106, 109, 111

アミロイドβプロトフィブリル ………… 2

アミロイド関連画像異常（ARIA）………………… 4, 91, 95, 108, 111, 143

易刺激性 ………………………………… 75

異常行動 ………………………………… 75

易怒性 …………………………………… 23

意味性認知症 …………………………… 51

意欲の減退 …………………………… 22, 70

うつ ……………………………………… 60

運転免許 …………………………… 62, 136

か 行

考え不精 …………………………… 26, 132

記憶課題 ………………………………… 74

記憶低下 ………………………………… 70

基本的日常生活動作 ……… 29, 76, 77	遅発性パラフレニー ……………… 48
軽度アルツハイマー病 ……………… 66	注入に伴う反応 (infusion reaction) …… 8,
血管性認知症 ………………… 33, 62	91, 93, 96, 108, 110, 138, 139, 140
見当識課題 …………………… 72	透析患者 ……………………… 144
健忘型軽度認知障害	頭部振り返り現象 ……………… 27
………… 63, 84, 118, 125, 134	時計描画テスト ……………… 55, 80
抗アミロイド β 抗体薬 ……… 4, 24, 103	独居患者 ……………………… 70
抗凝固薬 ………………… 13, 142	ドナネマブ ……………………… 15
抗血小板薬 ……………… 13, 89, 142	取り繕い ……………………… 26
行動・心理症状 (BPSD) ………… 25, 75	

さ 行

	な 行	
最適使用推進ガイドライン	日常生活障害 ………………… 76
……… 40, 88, 93, 106, 108, 139, 142	脳 SPECT 検査
磁化率強調画像 (SWI) ………… 95	……… 32, 43, 50, 55, 58, 82, 122, 128
自発性の低下 ………………… 22, 70	脳画像検査 ………………… 31, 80
自発性の低下・意欲の減退 ……… 23	脳機能画像検査 ……………… 32, 80
若年性認知症 ………………… 41, 128	脳形態画像検査 ……………… 31, 80
若年発症アルツハイマー病	脳血管障害 …………………… 144
……………… 41, 43, 82, 124	脳脊髄液バイオマーカー検査
重度の白質病変 ……………… 110	……………… 89, 109, 138
手段的日常生活動作 ………… 29, 77	脳内アミロイド β 蓄積量 ……… 3, 16, 137
症状改善薬 ………………… 14, 144	脳表ヘモジデリン沈着症 ……… 12
神経心理検査 ………………… 28, 71	
生活障害 …………………… 23, 84	**は 行**
双極性障害 …………………… 58	ビザミル® ……………………… 39

た 行

脱抑制 ………………………… 75	微小出血 …………………… 7, 12
	病識の欠如 …………………… 27
	病歴聴取 …………………… 22, 69
	プラセボ切り替え基準 …………… 15

ま 行

無為/無関心 75

妄想性障害 48, 60, 130

もの忘れ外来 66, 69, 136

問診 25

や 行

予防的投与 93

予防的薬剤 9, 100, 140

ら 行

臨時認知機能検査 132

レカネマブ 2, 88

レビー小体型認知症 33, 53

老年期精神障害 46, 48, 130

MEMO

著者略歴

川畑信也 (かわばたのぶや)

社会医療法人財団新和会 八千代病院 愛知県認知症疾患医療センター　センター長

昭和大学大学院 (生理系生化学専攻) 修了後, 国立循環器病センター内科脳血管部門, 秋田県立脳血管研究センター (現：秋田県立循環器・脳脊髄センター) 神経内科などを経て2008年 八千代病院神経内科 部長, 2013年 愛知県認知症疾患医療センター センター長兼任.

1996年から認知症の早期診断と介護を目的に「もの忘れ外来」を開設し, 現在までに10,000名以上の患者さんの診療を行ってきている. 2015年から愛知県公安委員会認定医 (運転免許臨時適性検査), 2016年4月から安城市認知症初期集中支援チーム責任者.

所属学会：日本神経学会, 日本認知症学会, 日本老年精神医学会, 日本脳卒中学会, 日本神経治療学会, 日本脳血管・認知症学会, など

著書

1) 物忘れ外来 21のケースからみる臨床医のための痴呆性疾患の診断と治療. メディカルチャー, 2005.
2) 「物忘れ外来」レポート 認知症疾患の診断と治療の実際 すべての臨床医のための実践的アドバイス. ワールドプランニング, 2005.
3) 物忘れ外来ハンドブック アルツハイマー病の診断・治療・介護. 中外医学社, 2006.
4) 事例から学ぶアルツハイマー病診療. 中外医学社, 2006.
5) 日常臨床に役立つ神経・精神疾患のみかた. 中外医学社, 2007.
6) 知っておきたい認知症の基本. 集英社新書, 集英社, 2007. (一般向き書籍)
7) 患者・家族からの質問に答えるための認知症診療Q&A. 日本医事新報社, 2007.
8) 早期発見から介護まで よくわかる認知症. 日本実業出版社, 2008. (一般向き書籍)
9) どうする？どう伝える？かかりつけ医のための認知症介護指導Q&A. 日本医事新報社, 2008.
10) かかりつけ医の患者ケアガイド 認知症編. 真興交易医書出版部, 2009.
11) かかりつけ医・非専門医のための認知症診療メソッド. 南山堂, 2010.
12) 日常臨床からみた認知症診療と脳画像検査 その意義と限界. 南山堂, 2011.
13) これですっきり！看護＆介護スタッフのための認知症ハンドブック. 中外医学社, 2011.
14) 臨床医へ贈る 抗認知症薬・向精神薬の使い方 こうすれば上手に使いこなすことができる. 中外医学社, 2012.
15) 事例で解決！もう迷わない認知症診断. 南山堂, 2013.
16) 事例で解決！もう迷わない抗認知症薬・向精神薬のつかいかた. 南山堂, 2014.
17) 認知症診療に役立つ77のQ&A. 南山堂, 2015.
18) かかりつけ医・非専門医のためのレビー小体型認知症診療. 南山堂, 2015.
19) プライマリ・ケア医のための認知症診療入門. 日経BP社, 2016
20) 知っておきたい改正道路交通法と認知症診療. 中外医学社, 2018.
21) 改訂新版 かかりつけ医・非専門医のための認知症診療メソッド. 南山堂, 2018.
22) 事例から考える認知症のBPSDへの対応 非薬物療法・薬物療法の実際. 中外医学社, 2018.
23) 臨床医のために医学からみた認知症診療 医療からみる認知症診療 診断編 中外医学社, 2019.
24) 認知症に伴う生活習慣病・身体合併症 実臨床から考える治療と対応. 中外医学社, 2019.
25) 高齢ドライバーに運転をやめさせる22の方法. 小学館, 2019. (一般向き書籍)
26) 第二の認知症 レビー小体型認知症がわかる本. 法研, 2019. (一般向き書籍)
27) 臨床医のために医学からみた認知症診療 医療からみる認知症診療 治療編. 中外医学社, 2020.
28) イラストでわかるせん妄・認知症ケア 家族の様子がおかしいと感じたら, 法研, 2020. (一般向き書籍)
29) 認知症診療のために知っておきたい法制度・法律問題. 中外医学社, 2020.
30) 医師が知っておきたい法律の知識 医療現場からみた医事法解説. 中外医学社, 2021.
31) 心理学からひも解く認知症の症候学. 中外医学社, 2021.
32) 続 医師が知っておきたい法律の知識 医療トラブルを回避する対策. 中外医学社, 2022.
33) 医師が知っておきたい倫理学・医療倫理 その医療行為は倫理に適っていますか？. 中外医学社, 2023.
34) ゼロから始める運転免許に関連する診療 医師はなぜ診断書の作成を誤るのか？. 中外医学社, 2023.

抗アミロイドβ抗体薬治療を見据えた
アルツハイマー病診療
実臨床からみたレカネマブ・ドナネマブ治療の実際

2025 年 3 月 1 日　1 版 1 刷　　　　　　　　　　　　©2025

著　者
　　川畑信也
　　かわばたのぶや

発行者
　　株式会社 南山堂　代表者 鈴木幹太
　　〒113-0034　東京都文京区湯島 4-1-11
　　TEL 代表 03-5689-7850　　www.nanzando.com

ISBN 978-4-525-21491-3

JCOPY ＜出版者著作権管理機構 委託出版物＞
複製を行う場合はそのつど事前に(一社)出版者著作権管理機構(電話03-5244-5088,
FAX 03-5244-5089, e-mail: info@jcopy.or.jp)の許諾を得るようお願いいたします.

本書の内容を無断で複製することは,著作権法上での例外を除き禁じられています.
また,代行業者等の第三者に依頼してスキャニング,デジタルデータ化を行うことは
認められておりません.